人生を整える「瞑想」の習慣

加藤史子

はじめに

何でも叶うとしたら、どんな自分になりたいですか？

何でも叶うとしたら、何を実現してみたいですか？

もしもそれらが瞑想することで実現するとしたら、あなたの人生はどのように変わると思いますか？


瞑想をして、仕事で結果を出している人たちが多くいます。瞑想をして、プライベートで幸運をつかんでいる人たちもいます。

グーグルをはじめ、瞑想を取り入れている会社も増えてきました。

瞑想の効果は、それだけ世界では社会的に認められてきているのです。

瞑想は人生を劇的に変える力を持っています。例えば……

・身体も心も疲れにくくなって元気になる

・頭が冴え、判断力も高まりミスが減る
・感情が揺さぶられなくなり、人間関係の煩わしさやトラブルが減少する。その結果、ストレスが軽減する
・集中力がつき、時間を有効活用でき、仕事がはかどり、時間に追われなくなる。その結果、仕事や勉強の成果や結果を上げることができる
・人生に迷いがなくなり、充実感とともに毎日を過ごせるようになる

これらが瞑想することで手に入るとしたら、あなたの未来はどのように変わるでしょうか？

こんなにも自分にとってうれしい変化をもたらすメソッドを、使わない理由はないと思いませんか？

瞑想は誰にでも、かんたんにできます。このページの向こうに、あなたの望む未来への新しいステージが待っています。

人生を整える「瞑想」の習慣　目次

PART 1

瞑想をすると何が変わるのか？

PART 2 かんたんな瞑想から実践してみよう

PART 3

「身体の不調を癒す」ヒーリング瞑想

PART 4

「心を癒す」ヒーリング瞑想

PART 5

夢を叶える瞑想

PART 6

自分の人生のミッションに気づく「ビジョン・クエスト」という瞑想

PART 7

今すぐできる、心を整える「シチュエーション別」瞑想

付録

音声で聴く瞑想

カバーデザイン　宮嶋忠昭（リーブルテック）
本文デザイン　浅井寛子
イラスト　須山奈津希

PART 1

瞑想をすると何が変わるのか？

「頭がすっきり冴える」
「感情に振りまわされなくなる」
「余裕が生まれ、時間に追われなくなる」……
瞑想を毎日の生活に取り入れると、
こんなにもいいことがあなたに起こります。
このPARTでは、仕事や人生の大事な局面で
集中力を高め、成果を出すことに繫がっていく
瞑想の素晴らしさを紹介します。

なぜ、成功者の中に瞑想を取り入れている人が多いのか？

瞑想が日本でも一般的に知られるようになったのは、サッカーワールドカップ日本代表のキャプテンを3回連続で務めた、長谷部誠選手の著書『心を整える』（幻冬舎）ではないでしょうか。

長谷部選手は瞑想を取り入れる前は、メンタルが弱く、心のコンディションや体調をすぐに崩していたそうです。しかし、瞑想を毎日実践するようになってから、心が安定し、試合でもパフォーマンスが上がり、望む結果を出せるようになったといいます。

私はこの本を読んだときに、長谷部選手はどのようなことをしているのか、なぜそのように変化することができたのか、とても興味を持ちました。

その後、私は瞑想について学び、自分で実践してみたところ、わかったことがあります。それは、瞑想を実践していたからこそ、長谷部選手は世界の強豪と戦うワールドカップで、重圧を乗り越えてキャプテンを務め上げることができたということです。

長谷部選手の他にも、元メジャーリーガーのイチロー選手も瞑想を実践していることで有名です。

スポーツ界だけでなく、ビジネス界でも瞑想は取り入れられています。ビル・ゲイツやスティーブ・ジョブズ、日本でも稲盛和夫さんが瞑想を取り入れていることで知られています。

アーティストやハリウッドスターたちも瞑想を取り入れています。あのビートルズのメンバー、マドンナ、レディー・ガガ、マイケル・ジャクソン、リチャード・ギア、デミ・ムーア、オリビア・ニュートン、ニコール・キッドマン……数え上げればきりがないのですが、多くの著名人たちが瞑想を実践して結果を残しているのです。

個人レベルだけではなく、企業として取り入れる会社も増えてきました。グーグルは社員研修に取り入れはじめましたし、アップル、ヤフー、ナイキなどでも導入されるようになっています。

なぜ、一流のアスリートやアーティストたち、そして一流企業のＣＥＯが瞑想を取り入れているのでしょうか？

それは、**瞑想をすると、大きなプレッシャーやストレスフルな中でも平常心を保つことができるからです。**瞑想することでストレスを軽減し、疲れ知らずの身体を手に入れることができます。それだけでなく、スピーディーな判断力を求められるような場面でも、直感が研ぎ澄まされ、集中して創造性を発揮し、新しい価値を生み出していくことを可能にしてくれます。成功者たちは、その効果を実体験から知っているのです。

今や、瞑想をしている人の数はどんどん増え続け、アメリカでは大企業だけでなく、空港に瞑想ルームが設置されはじめるまでになっています。

病院では、医師たちが瞑想を治療に取り入れています。30年以上に渡る研究で、慢性疾患の痛みを和らげる効果や、免疫力を上げる効果、ストレスの軽減に格別の効果があることが実証されてきたからです。その他にも、政府機関や学校や刑務所でも、瞑想講座が行なわれています。

瞑想とは何か?

私は瞑想について、次のように定義しています。

瞑想とは、心を静めて、何かに心を集中させたりすること、心を静めて無心になること、目を閉じて深く静かに想いをめぐらせることである。単に心身の静寂を取り戻すために行なう比較的日常的なものから、究極の智慧を得るようなものまで、広い範囲に用いられる。心身の健康とされる状態を引き出すため、精神的プロセスを整えることを目的とする意識訓練のことである。リラクゼーションを目的としたり、ある種の心理的治療を目的としたりして行なわれることもある。

瞑想にはいくつかの目的や数多くの手法があります。共通することは、心を静めることと、静かな心の状態を手に入れることで得られる心理的な効果を期待して行なう、ということです。

世界には幅広い手法の瞑想が存在しています。そのすべてを紹介することはできませんが、本書ではメンタルトレーナーである私自身が体験した瞑想の中でも、特によかったと感じたものや、大きな効果が高いと思われるものを紹介していきます。

瞑想の効果を知ろう

瞑想によって得られる効果を、いくつぐらい知っていますか？

私は瞑想を実践するまでは、こんなにも多くの効果が出るものだとは思っていませんでした。瞑想を実際にやってみて、その効果を実感してみると、「もう瞑想をやめられない！」と思うくらい、自分にとって大きな効果と価値があることがわかったのです。

では、私自身にどのような効果があったのか……

・頭が疲れなくなった
・身体が疲れなくなった

・感情に振りまわされなくなった
・身体の痛みが軽減した
・ぐっすり眠れて、目覚めがさわやかになった
・痩《や》せた
・時間に追われる焦りから解放された
・いいことがどんどん起きるようになった
・夢が叶った
・自分の命のミッションを生きることができるようになった

このような効果をはっきりと実感しました。

これから、私自身が瞑想をして実感した効果を具体的に紹介していきますが、人によって瞑想の効果の感じ方はそれぞれ違うので、ぜひご自分で瞑想の効果を試してみてください。

頭が疲れなくなる

私たちは、いつも頭の中でいろいろな想いを巡らせています。「次は何をしようか」と考えたり、そのための段取りを考えたり、「どうしてあんなことを言ってしまったのか……」と自分の言動を後悔したり、「この先、どうなってしまうだろうか」と未来のことを考えて不安になったり……。次から次へと、頭の中ではさまざまな考えが浮かんでいるのです。

そうやって考えている間、脳は「それはいい、悪い」「正しい、正しくない」「得した、損した」「どちらがよかった、悪かった」などといった判断を行ない、評価しては、さまざまな感情を抱いています。つまり、頭の中は常に忙しい状態です。

それなのに、あまりにも「考える」ということが当たり前過ぎて、自分では考えていることさえ気づいていないという、無自覚な状態のまま日々を過ごしています。そのため、頭は常にエネルギーを使い続け、結果、疲れても回復しないままです。

考えることを手放して脳を休める

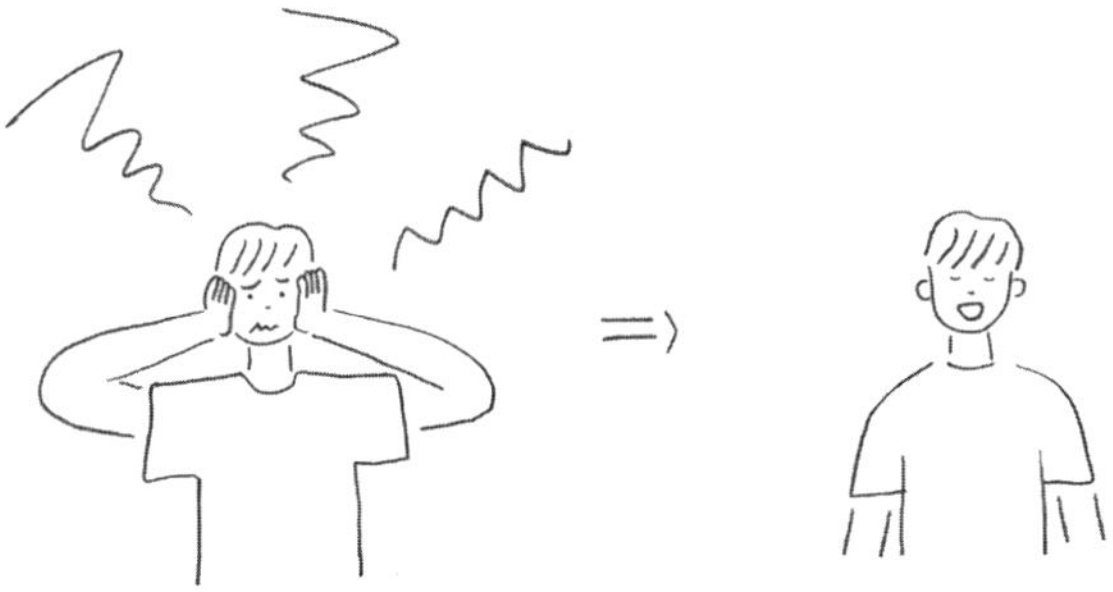

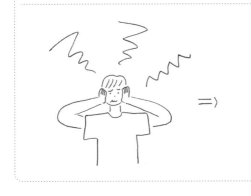

私自身も、まさにこの状態でした。考え過ぎていることさえ気がつかないまま、頭の中は考えごとでいっぱいになっていて、夕方になると疲れを感じていました。美容院に行けば、「頭が固いですよ。最近考えごとをしている時間が長くないですか？」などと、いつも言われていたのです。そうは言われても、どうやったら考えないでいられるのか、ずっとわからずにいました。

そんなとき、瞑想と出合いました。そして、瞑想を実践しはじめると、この悩みから解放されることができたのです。

瞑想をすると考えていることを手放すので、脳を休ませることができます。

瞑想中は、考えが浮かんできたとしてもその考えを手放し、ただひたすらある言葉に戻ることを繰り返すので、頭の中をリセットすることができます。**瞑想とは脳を休ませる機会であり、考えを手放す練習でもあるのです。**

疲れた頭（脳）を休ませることができるので、脳が感じている疲労が回復し、頭がスッキリした状態になります。

私は、瞑想をはじめる前は、集中して仕事をすると、3時間ぐらいで頭がぼーっとして集中力がなくなってしまい、脳がオーバーヒートしているような感覚になることが多々ありました。けれども、瞑想を実践するようになってからは、こうした感じを受けることがなくなっています。

特に「今日は頭を使い過ぎて疲れた」と感じた日には、早めに瞑想をすると、そこで頭の疲れがリセットされ回復できるため、あらためて集中して仕事に取り組むことができるようにもなっています。

その結果、1日にこなせる仕事の量が増えました。それだけでなく、仕事をやって

1日が終わるときにも、まったく疲れを感じていないことにも驚いています。私にとってこの変化はあまりにもうれしいものなので、瞑想を続けるモチベーションに繋がっています。

身体が疲れなくなる

瞑想することで得られる大きなメリットの2つ目は、身体も疲れなくなることです。私自身の体験として、瞑想をはじめてから、以前よりも元気でいられる快適な時間が増えました。

私は長い間、バセドウ病を患っていたこともあり、とても疲れやすい体質でした。夕方になると疲労感が蓄積して、日常生活に支障をきたすぐらいの状態になるのです。思考力が落ちてしまい、頭がぼーっとしてしまうので、ミスが多発し、注意力も散漫になり、転んで怪我をすることさえありました。だるさや倦怠感がひどく、横になりたいぐらいにぐったりしてしまうのです。

会社員だったころは、帰宅するとそのままベッドに倒れ込むという生活でした。休みの日でも夕方になると疲れがひどくなり、横になりたくなってしまうのです。「自分は体力がないので仕方がない」とあきらめていました。

ところが、瞑想をはじめて何日か過ぎてみると、以前のように疲れて具合が悪くなっている状態にはならなくなっていました。そして、元気な状態で1日を終えられる自分がいることに気づいたのです。この変化は私自身にとってものすごく大きく、1日1日、「今日も具合が悪くなっていない！」と気づいては喜ぶ日が続いています。

どうしてこのように変化したのかと振り返ってみると、今までは考え過ぎていたので頭を酷使していましたが、頭だけでなく、神経も使い過ぎて疲れていたのだと思います。

前節で、瞑想をすると、頭（脳）を休めることができて、考えない時間をつくることができると書きましたが、その結果、神経も休まり、リラックスできて身体の疲労感が軽減し、夜になっても具合が悪くならなくなったのです。

瞑想をするすべての人が私と同じように感じるのかどうかはわかりませんが、多くの瞑想の達人たちも、その効果として、脳を休めることができることや、疲れにくくなることを挙げています。

自分自身はどうなのか、ぜひ瞑想を体験しながら試してみてください。

感情に振りまわされなくなる

あなたは1日のうち、感情に振りまわされる時間が、どれくらいの割合を占めていますか?

私は感情の浮き沈みが激しい性格もあって、心理学を学びはじめました。そして、いろいろ試してきた結果、瞑想がいちばん自分にとって効果がありました。瞑想によってすぐに気持ちを切り替えることができるようになり、感情に振りまわされる時間が劇的に減ったのです。

もしもあなたがイライラしたり、悲しくなったりする時間が長いと感じているなら、瞑想によってもたらされる恩恵は大きいでしょう。瞑想をすると、穏やかに落ち着いていられる時間が長くなっていくからです。

どうして瞑想をすると感情に振りまわされなくなるのでしょうか?

それは、瞑想によって呼吸やある言葉などに意識を向けると、考えていることを手放すことになるからです。考えが感情をつくっているので、瞑想によって考えない時間は感情も手放すことになるのです。

考え方を手放すということは、執着を手放す練習にもなります。

「こうであったらいいのに」「こうでなければいけないのに」という考え方は、自分の中に「こうありたい」と期待するものがあるから起こります。その期待に現実が見合っていないから、悔しくなったり、悲しくなったりするのです。期待値が大きければ大きいほど、負の感情も大きくなります。

この執着を瞑想によって一時的にでも手放すことができることには、大きな意味があります。一時的にでも執着している考え方を手放すことで、客観的に自分自身を見

何があっても「今、この場所」に意識を集中できる

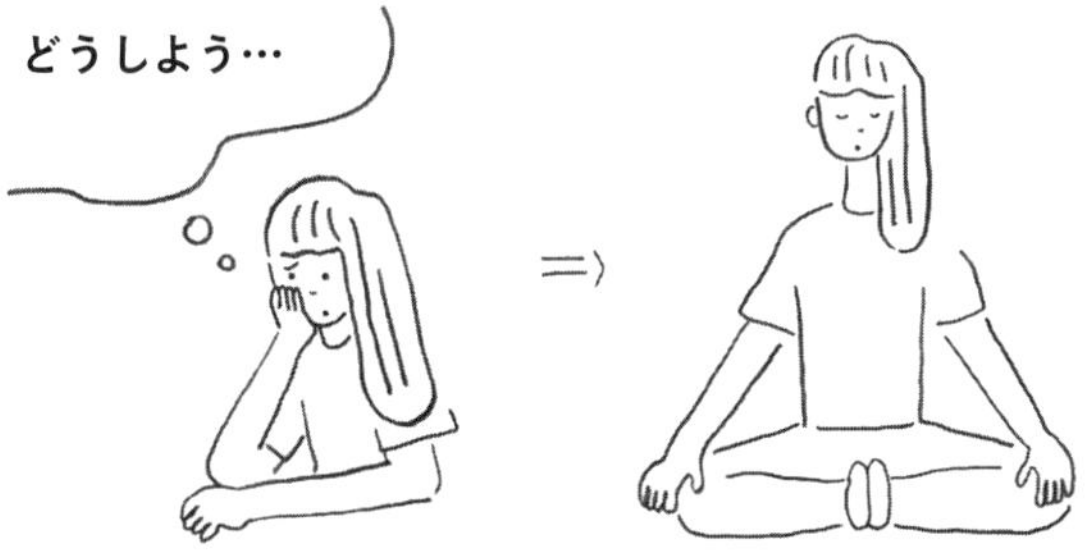

つめ、冷静に考えるスペースができるようになるのです。

心が動揺しやすい人と、何かがあってもなかなか動じない人がいます。

瞑想をすると、平常心を保つトレーニングにもなっていきます。何かがあっても、「今、この場所」に意識を集中できることができるようになり、冷静さと、本当に必要なことは何かを見失うことなく判断する能力が高まります。その結果、感情に振りまわされる時間も減っていくのです。

91ページで紹介する瞑想法「セドナメソッド」は、大きな感情に飲み込まれてし

まったときに効果的な瞑想です。

私は、感情が大きく揺さぶられているときには、必ずこのセドナメソッドを活用しています。この方法を使えば、心が楽になることを知っているからです。

日常では日々いろいろな予期せぬことが起きます。そんなときに瞑想することで、感情の解放ができて気持ちが楽になっていきます。

痛みの軽減

海外では、医療の現場で、痛みの緩和に瞑想が使われています。

アメリカのブラウン大学で行なわれた研究によると、「ある一定の箇所に意識を集中することで、その他の場所で感じる痛みが軽減する」ということがわかっています。

これは、脳が情報をあえて遮断することで引き起こされるといいます。この研究をもとに、「瞑想のトレーニング」を2か月近く積むと、かなりのレベルでの痛みを制御することができることがわかったというのです。

アメリカの精神科医、ミルトン・エリクソンのエピソードに、面白いものがあります。彼の子どもが怪我をして、手術で傷口を縫わなければならなくなったとき、エリクソンは子どもにこう言ったのです。

「お兄ちゃんは怪我をしたときに、5針縫ったことがある。もし5針以上縫うようなら、きみはお兄ちゃんよりも強くて勇気があるということだね」

そう言われた子どもは、手術中、痛みよりも何針縫うのかに意識が向きました。5針以上縫ってもらえれば、お兄ちゃんより僕のほうが強いことが証明できると思ったからです。その結果、その子どもは手術でも痛みや恐怖を忘れることができたそうです。

瞑想を行なうことで、どのような変化が期待できるのでしょうか。

「痛みの感覚の変化と不快感」についての研究では、シップや塗り薬の効果が、「痛みの強度」の変化は11%の減少だったのに対して、瞑想を行なったときでは27%も減少したという結果があったといいます。

痛みによる不快感の感じ方は、湿布や塗り薬の効果が13%の減少だったのに対して、瞑想を行なったときでは44％も減少したという結果が出たのです。

私自身も、瞑想を痛みの軽減にも活用しています。私はかつて月経困難症で生理のときの痛みがひどく、辛い日々を過ごしてきました。痛み止めを飲んだときに副作用で体中が腫れてしまい、救急車で搬送された経験もあります。そのため、それ以降は痛み止めの服用を止められています。痛くても我慢するしかないのです。そこで、生理痛で苦しいときには、68ページで紹介するヒーリング瞑想を行なっています。

これは、1分程度「平和」「調和」「笑い」「愛」と心の中で唱えたあとに、自分の癒したい部分に意識を向けるだけのかんたんな瞑想法ですが、生理痛の痛みが和らぐのです。痛み止めが飲めない私にとっては本当に助かる手法です。副作用を心配する必要もないので、安心して試すことができます。

痛みや症状の緩和に役立つ瞑想法は、PART3『身体の不調を癒す』ヒーリング瞑想」で紹介するので、ぜひ試してみてください。

ぐっすり眠れる

寝つきが悪くてなかなか眠れなかったり、寝ても疲れがとれなかったり、睡眠の質に満足がいかないという人が多いようです。

私の周りにも不眠症に悩み、薬を飲み続けている人が多くいます。私自身も、子どものころからなかなか眠れないことが悩みの1つでした。その悩みも、瞑想によって解決しました。

瞑想は、ぐっすり眠るためにはとても効果がある手法の1つです。私自身が感じることは、**睡眠の質も改善されるため、寝覚めの爽快感が違います。**

どうしてこのような変化が起きたのかを考えてみると、私の場合、眠れないときは、あれやこれやと考え過ぎていることが多かったのです。

布団の中で、1日の出来事を振り返って、「あぁしなければよかった。どうしてあんなこと言ってしまったのだろう。もっとこうすればよかった……」と後悔や自責の念にとらわれたり、「何であんなこと言われなきゃいけなかったのだろう」と怒りを感じたり。

または、「今日も眠れないかもしれないな。眠れなかったらどうしよう」と眠れないことにとらわれ過ぎて、逆に眠れない状態をつくり出していました。

頭の中にいろいろいな考えが浮かんでいたとしても、瞑想することで頭の中にはびこっている考えや、とらわれていることから一時的に開放させてくれます。後悔も自責の念も自己嫌悪も未来への不安も、手放させてくれるのです。そして、安心感と穏やかさに包まれながら、ぐっすり眠ることができる状態にいざなってくれます。

さらにもう1つ、瞑想がもたらす効果があります。それは、呼吸が深くなることです。

呼吸が深くなると、副交感神経が優位になり、リラックスした状態になります。自律神経が整っていくのです。身体の感覚として、楽になっていくのがわかります。その結果として、リラックスした状態で質の高い睡眠ができるのです。

PART7で紹介する「今すぐできる、心を整える『シチュエーション別』瞑想」の中で、眠れないときの瞑想法を紹介しています。気持ちいい眠りとさわやかな目覚めのために、ぜひ活用してみてください。

痩せる(身体のバランスがとれる)

痩せようと思ってもついつい食べ過ぎてしまう、運動しようと思っても先延ばしにしてしまい痩せられない……こういう経験はありませんか?

実は私がそうでした。長い間、痩せたほうがいいことはわかっていたのですが、なかなか行動に移せないでいたのです。そんなとき、瞑想をしてみることで、変化がありました。

瞑想をするようになってから、身体に必要な分の食べ物しか食べたいと思わなくなったのです。今までは、身体に必要なのかどうかということよりも、美味しいものが食べたくなって我慢するか、食べてしまうかという2つの選択しかありませんでした。

しかし、瞑想するようになってからは、身体に必要なものを、必要なだけ食べたいと思うように変わりました。必要な分だけいただいたら満足するようになったのです。

例えば、私は1食でおにぎりをいつも2つ食べていたのですが、今では2つ買ったとしても1つ食べたら満足して、もう1つは食べたいと思わなくなりました。おにぎりに限らず、食事の量全体が今までの半分になりました。決して我慢して減らしているわけではないので、無理がありません。


もう1つの変化は運動です。これまでは、運動は身体が疲れるからなるべく動きたくないという気持ちでした。しかし、瞑想するようになってからは面倒くさいという感覚はなくなり、身体の部位のどこをどう動かせば身体が喜ぶのかがわかるようになりました。身体の声が聴こえるのです。

逆に、身体からのメッセージを受け取ることができるようになったので、動いてはいけないときには、休むことができるようになりました。その結果、無理な身体の動かし方をすることがなくなりました。

瞑想をすることで身体への感覚が鋭敏になって、食べ物にしても運動にしても、今何が必要なのか、どれくらい必要なのかを身体が教えてくれるようになるのです。結果として、身体のバランスが整えられていきます。結果として、痩せる必要がある人はスッキリと痩せていくのです。

時間に追われなくなる

現代人はやるべきことが多過ぎて、時間に追われている人がたくさんいます。

そういう私自身も、やるべきことの締め切りに追われていて、時間が足りないと思いながら、忙しく生活していました。いつも時間に追われている感覚があり、焦りながら生活していたのです。


最初は瞑想に対しても、「やる時間がとれるのか」「瞑想する時間があったら、他のやるべきことをやったほうがいいのではないか」などと思っていました。

でも、瞑想をはじめてからわかったのは、忙しい人ほど瞑想を日々の生活に取り入れたほうがいいということです。

私は朝起きるのが苦手でしたが、今では瞑想をしたいがために、早起きして瞑想をする時間を確保するようになりました。それほど瞑想による恩恵が、私にとっては素晴らしいものだからです。


瞑想をすると頭がクリアになり、活力も湧いてくるので、何にでも集中して取り組むことができるようになります。仕事もやるべきことも、サクサクと進むようになるのです。

わずかな隙間時間でさえも有効活用できるようになっていきます。その結果として、やるべき仕事がどんどん片づいていきます。頭が疲れなくなるので、集中して仕事ができる時間も長くなります。時間を有意義に過ごすことができるようになるのです。

今までと同じ数のタスク（やるべきこと）があったとしても、時間に追われている感覚がなくなります。心はいつも静かに、落ち着いた状態を保ち続けてくれるのです。

そのため、仕事の量に圧倒されていた感覚も消えます。

心の中に静寂が生まれ、自分の内面との対話によって、何が必要で何が不必要なのかが自ずと取捨選択できるようになるので、ダラダラとした時間が減ります。ぼーっとテレビを見たり、ネットやゲームに時間を費やしたりしなくなるのです。その結果、時間にスペースと余裕が生まれていきます。

時間とは命です。瞑想することによって限りある時間を、自分にとって本当に必要なもののために使うことができるようになります。

やらなくてはいけないことがたくさんある人にこそ、瞑想が必要です。時間に追われていると感じる人ほど、瞑想があなたの日常を大きく変えてくれるでしょう。

いいことがどんどん起こる

「最近ついてないな」とか「いいことが起きないかな」と思っている人も、瞑想をすると、その逆の言葉を使いはじめるようになります。

つまり、「最近ついているな」とか「いいことがどんどん起きるようになった」という言葉が、自分の口から自然と出てくるようになるのです。

「シンクロニシティ」という言葉をご存知でしょうか？

ある人に会いたいと思ったら、ちょうどその人から連絡が入ったり、入手したいと思っていた情報がグッドタイミングで入ってきたり、チャンスがほしいと思っていたら、自分が求めていたチャンスが舞い込んだり……このような願ったり叶ったりの幸運が、ちょうどいいタイミングでやってくることをシンクロニシティといいます。

「瞑想ティーチャー」として著名な渡邊愛子さんは、シンクロニシティで起こることの1つを「交通系シンクロ」という言葉で説明しています。移動中にダイヤの乱れで明らかに到着が遅くなってしまうようなときでも間に合うはずのない場所に奇跡的に間に合ったり、満車の駐車場でも、タイミングよく空きが出たり、まるで自分のために用意されたかのように、小さな幸運がどんどん起きてくるようになるのだそうです。

その他にも、青信号が連続して、思ってもみなかった早さで目的地に到着する。満員の電車でも奇跡的にまるで自分に用意されていたのかのように座れるなど、うれしい偶然が頻発するようになると渡邊さんは言います。

私自身も、瞑想をはじめてから本当にそのようなことがたくさん起きるようになりました。瞑想をし忘れた日には、そのような小さな幸運の数が激減してしまうので、瞑想の効果は計り知れないものがあると思います。

「旅行系シンクロ」というものもあります。

これは、満室だったホテルにちょうどキャンセルが出て泊まることができる、ずっと探していたものが売っている店の前を偶然通りかかって、手に入れることができる、といったことなどが次々と起きる現象です。

瞑想をすることで、まるで宇宙が計らってくれたかのように、自分にとっていいことが次々と起きるのです。

瞑想をすると、このようなことが起こる頻度を上げていくことができます。あなたもこのような不思議な感覚を味わってみませんか?

夢が叶う

瞑想を続けていくと、交通系シンクロのような幸運だけでなく、もっと大きな運も引き寄せる確率が高まります。

基本的な瞑想法の中に、自分の叶えたい願望をリスト化し、そのリストに目を通してから瞑想をすることで、叶いやすくなるというものがあります。

願望のリストの内容が叶うアシストをしてくれ、次の３つことが起こるのです。

①チャンスをもたらしてくれる情報が入ってくる
②チャンスをもたらしてくれる人と出会う確率が高まる
③タイミングよくチャンスがやってくる

例えば私に起きたことで説明しましょう。

私は表現力を磨くため、作詞、作曲を学んでいます。今年のはじめに歌の先生から、「職業作家や職業作詞家を目指すぐらいにはどう行動したらいいのか、考えてみてください」という課題をいただきました。

そして、歌や本をつくりながら生活するためには、いったいどれくらい書けばいいのか、どれくらい売れたらいいのかと考えたり、調べたりしてみました。すると、年に5万冊ぐらい売れたら職業として生活できることがわかりました。

5万冊を売るにはどれくらい書けばいいのか、そして、私自身が1年でどれだけの本が書けるだろうかを考えてみたときに、「7冊」と浮かんできたのです。

それまでの私は、「年に1冊出版できたらいいな」と思っていましたが、この出来事をきっかけに、7冊の出版を目指そうと思いました。すると、その後に偶然いろいろな出版関係の方と出会い、なんと、1か月のうちに7冊分の出版が決まったのです。これは私にとっては奇跡としか思えないことでした。

その後も本に関連した音声CDを出す話が進んだり、本に関連したアプリをつくることや、アスリートのための瞑想や瞑想ツアーはどうかと思いついたりと、どんどん夢の実現に向けて展開が進んでいきます。これらは自分が努力して獲得したチャンスというよりは、そのような機会が次々とやってきたとしか思えません。
このようなことが、私に限らず、瞑想をしている人にはたびたび起きているようなのです。

ここで、偉大な成功者たちが瞑想していたという話を思い出してください。
スティーブ・ジョブズやビル・ゲイツ、大物アーティストたちも瞑想をしていました。彼らには実力もあったと思いますが、それだけでは運をつかむことは難しかったかもしれません。そんな彼らが、瞑想することによってさらに大きな運をつかんでいったのかもしれないと思うのです。

大きな夢を実現することができた人たちと同じように、瞑想によって運さえもマネジメントすることができるようになるとしたら……あなたの未来も今よりもっといい方向に変わっていくのではないでしょうか。

自分の命の使命（ミッション）を生きることができる

瞑想にはいろいろな種類がありますが、その中に「質問を自分に問いかけて行なうもの」があります。

ある質問だけを自分に対して投げかけて、質問への答えは出さず、マントラのような特定の言葉を唱え続ける手法もありますし、質問への答えをひたすら自分の深い部分に問い続ける手法もあります。どのような質問を使っているのかは、人によっても違うようです。

私の師匠であるリッツ・カールトンホテルの元日本支社長だった高野登さんが瞑想で活用されているのは、高野さんの師匠であるドラッカー財団の初代ＣＥＯであり、ガールスカウト米国連盟初の現場出身ＣＥＯも努め、『あなたらしく導きなさい』（海と月社）の著者であるフランシス・ヘッセルバインから伝授された質問だそうです。

それは次のようなものです。

「自分が為しうることで、周りの人を幸せにし、自分自身を誇りに思うことは何か？」
「自分という存在の何が、周りの人を幸せにできるのか？」
「自分の存在の何が人に感謝され、元気にし、ワクワクさせるのか？」

これらの質問を自分自身に問い続けると、毎日自分にとって大切なミッションと繋がりながら行動していくことができるそうです。

私自身は、医学博士であり、ウェルビーイングの分野で世界第一人者のディーパック・チョプラ博士が瞑想前に勧めている、次の質問を使っています。

・自分は何者か？
・自分が本当にほしいものは何か？
・自分の人生の目的は何か？

この質問をしてから、瞑想に入ります。

出てくる質問への答えは毎日違うのですが、いつも自分にとってぴったりだと思う答えがやってくるのです。その質問と答えを毎朝確認して1日を過ごすのとそうでないのとでは、充実度合がまるで違ってきます。

私たちは自分がやりたかったとこ、やるべきこと（ミッション）を忘れてしまいがちですが、質問を自分に問いかけることによって、忘れていた自分のミッションを思い出すことができます。

瞑想は、**自分のミッションを思い出し、忘れていた大切なことを思い出させてくれるプロセスともいえます。**毎朝この質問で自分の大切なことに気づき、命の本質を生きることができるようになっていくのです。

瞑想であなたの未来はどう変わる？

もし、あなたの日常に瞑想を取り入れたとしたら、何が変わるのでしょうか？

次のように変わったら、すごいと思いませんか？

・ストレスが今よりも軽減したとしたら
・心が感情的になっていた場面でも穏やかなままでいられるとしたら
・疲労感が減り、活力が湧いてきて、疲れ知らずの身体になったとしたら
・山のような仕事がどんどん片づいていったとしたら
・心配事が減り、迷うことが少なくなったとしたら
・直観力が研ぎ澄まされて、インスピレーションがどんどん降りてきたとしたら
・自分の夢の実現に必要なことが運よく舞い込んできたとしたら

これらが実現すると、あなたの未来はどのように変わるでしょうか？

瞑想は難しいものではありません。誰にでもできるものです。苦しいものでもなく、人によってはやみつきになるほど楽しいものになるでしょう。

瞑想の効果は、自分自身で実践することでしか体験できないものです。

PART
2

かんたんな瞑想から実践してみよう

「瞑想って難しそう」「続けられるのかな？」……
こう思う人でも、実際に瞑想をやってみると、
やめられない魅力にとりつかれてしまいます。
それは、瞑想によってもたらされる恩恵が
素晴らしいものだからです。
難しいものではないので、飽きっぽい人でも
毎日続けることができます。
このPARTでは、かんたんにできる
基本的な瞑想法を紹介していきます。

かんたん「1分間」瞑想法

瞑想は、会議や商談の前後、電車での移動の時間、トイレの中など、どこでもかんたんにできます。

「瞑想は難しい」と思う人や「時間がないからできない」と考える人も多いので、まずはどこでも1分でできるかんたんな瞑想を紹介します。

もし、気持ちの切り替えや脳のリセットを1分でできるとしたら、どのようなときに試してみたいですか?

まず、姿勢などにはこだわらず、目を閉じて、自分の呼吸に意識を向けていきましょう。

息を吸い込んだとき、その息が身体のどのあたりに入ったのか、胸なのかお腹なのか、その量はどれくらいなのかに意識を向けながら、楽なペースで3回呼吸をしてみましょう。

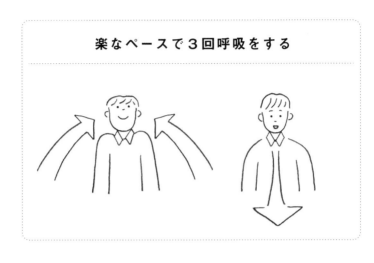

楽なペースで3回呼吸をする

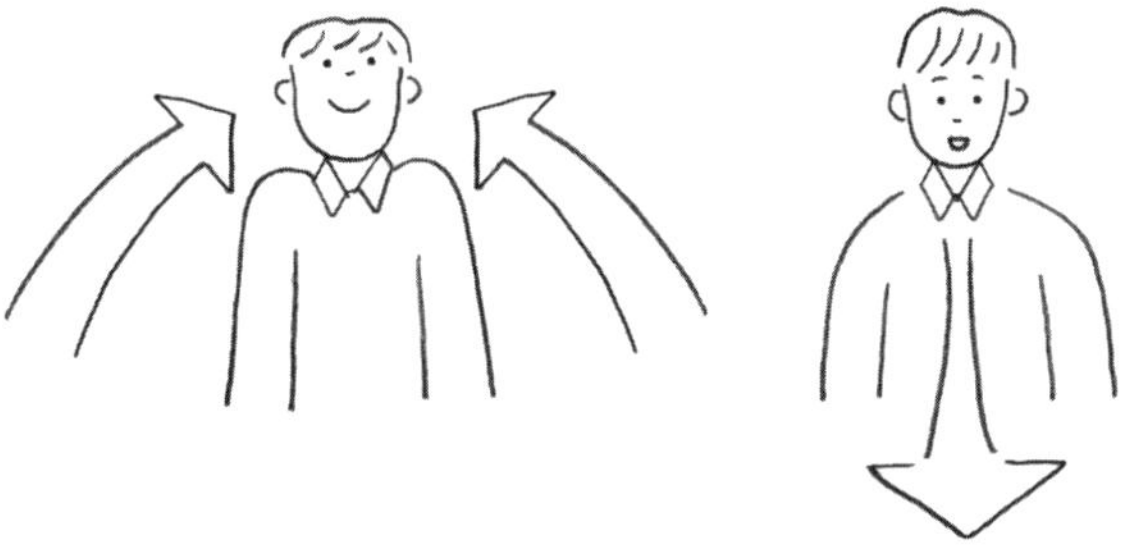

自分の呼吸がどのようになっているのかを観察するだけでいいのです。

3回の呼吸が終わったら、そのまま呼吸を観察し続けます。1分から3分、時間が許す範囲で自分の呼吸に意識を向け続けます。

もしかしたら、呼吸をするたびに、呼吸が深くなっていくかもしれません。**呼吸を観察することで、「今、この場所」に意識を集中することができます。**呼吸に集中している間は考えを手放せ、気持ちのリセットができるのです。

実はこの瞑想は、瞑想とは知らずに私が子どものころに父親に教えてもらった

「ぐっすり眠るための秘策」です。

私は小学生のころから眠れないことに悩んでいました。毎日布団に入ると、眠りたいと思うのになかなか眠りにつくことができず、子どもなりにいろいろ試みていました。

ぐるぐるまわって目がまわったら眠れるかもしれないと思って試してみたり、頭の中にひつじをイメージして、そのひつじを数えてみたり、目を閉じてしばらくジーっとしてみたりしました。しかし、それでも眠れない日が続いたので、ある日いつもすぐにぐっすりと気持ちよさそうに寝ている父親に聞いてみました。

「どうしたらそんなふうに、すぐに気持ちよく眠れるの？」

すると父親は、「呼吸を3回すれば眠れるよ」と教えてくれました。

その日から私は、眠るときは呼吸に意識を向けながら、自分の呼吸を3回数えるようになりました。

全神経を呼吸に向けると、呼吸は自然と深く大きく、ゆっくりになっていきました。呼吸するたびに緊張が和らぎリラックスして、なんと、あっという間に気持ちよく眠れるようになったのです。かんたんなのに効果が出て、すごいなと思ったのを今でも忘れません。

あのときどうして眠れるようになったのかは、瞑想を学んでみてわかりました。呼吸に意識を向けることは、「今、ここ」に意識が集中しているということなのです。**呼吸に意識が向いていることは、雑念を手放していることになります。つまり、いろいろな考えを一度ストップさせているという状態なのです。**

私の頭の中は、「眠れなくてどうしよう」「今、眠らないと明日の昼間に眠くなってしまうから、早めに寝なくてはダメなんだ」「このまま何時まで眠れないんだろう」「今日もまた眠れない、最悪」という考えが次々に浮かんでは、眠れない状況を嘆いていました。眠れないことはダメだとジャッジして、眠れない状況を自分からつくり出していたのです。

そこで、3回の呼吸を数えるために、呼吸に集中して意識を向けることで、同時にいろいろな雑念を持ち続けることができない状況をつくり出しました。これにより、

呼吸を意識して頭の中の考えを一度リセット

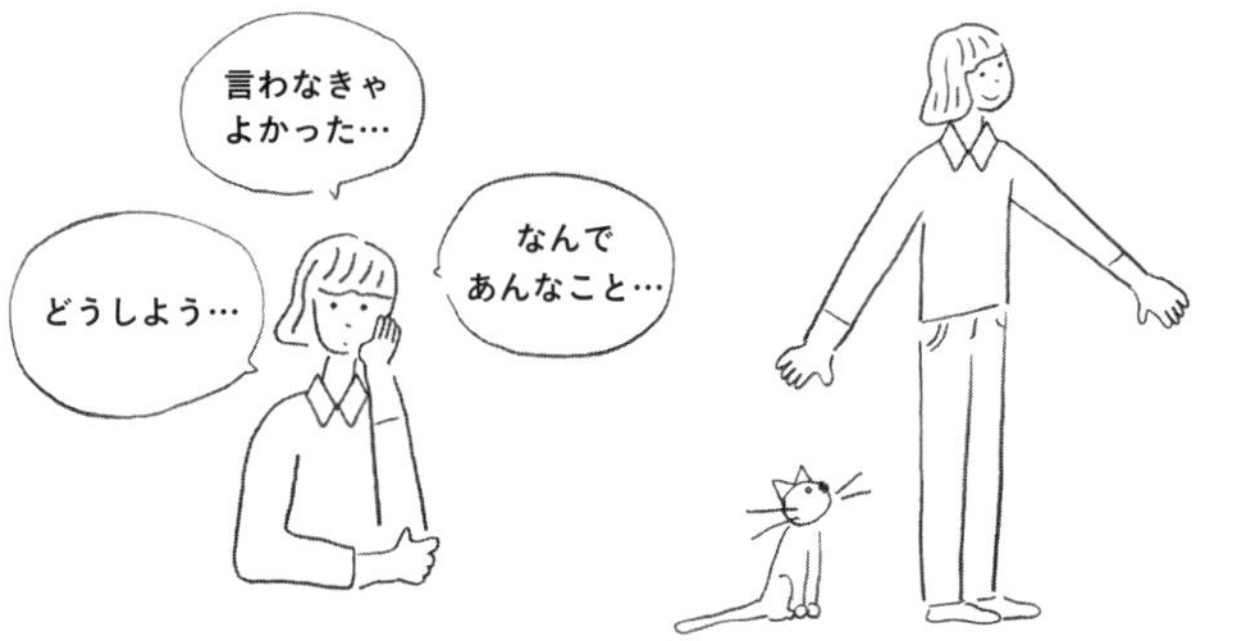
言わなきゃ
よかった…
なんで
あんなこと…
どうしよう…

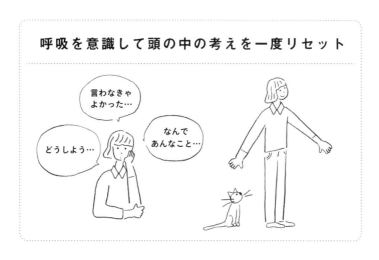

結果的に考えを手放すことになり、眠れるようになっていったのです。

私たちの頭の中には、次々にたくさんの考えが浮かんでいきます。通常は、自分の頭の中に浮かんでくる考えに、無意識のうちに振りまわされてしまいます。「あぁでもない」「こうでもない」と思考のループにはまり、解決策も見い出せないまま、頭も心も疲れてしまうのです。

そんなときに、呼吸を意識することによって、頭の中の考えを一度リセットすることができます。すると、頭の中に静けさを取り戻すことができ、考えや感情を一度リセットでき、必要な判断ができるようになります。

途中で何か考えが浮かんできたら、また呼吸を観察することに意識を戻せばいいだけなので、考えてしまった自分を責める必要はありません。

この1分間瞑想法は、徐々に時間を長くしていきましょう。20分ぐらいまでの長さで、無理のない範囲で、気分転換のつもりで続けると効果があると言われています。**脳にも休む時間が必要です。**私自身は、仕事で疲れを感じたときや、電車の移動のときなどに、1分から5分ぐらいの時間で、この瞑想を取り入れています。

いつでも呼吸に意識を向けるだけで、心を整えていくことができます。落ち着きを取り戻したいとき、気分転換したいとき、頭をリセットしたいとき、疲れをとりたいとき、リラックスしたいとき、気持ちよく眠りにつきたいときにおすすめの瞑想です。

20分間の「ソーハム」瞑想法

次は、呼吸に合わせて、吸う息とともに「ソー」、吐く息とともに「ハム」という言葉を心の中で唱えることを、ただひたすら繰り返していくだけの瞑想法です。口も動かさないまま、心の中で唱えていきます。

「ソーハム」という意味のわからない音の響きだけを繰り返してもいいのですが、意味を理解しているだけでも違う境地になるのではないかと思います。

これはサンスクリット語（梵語）で、「ソー」は「彼」という意味で、「ハム」は「私」という意味です。直訳すれば「彼は私」ということですが、ここでの「彼」とは、すべてのものを意味しています。つまり、「すべては私です」という意味なのです。「すべて」が何かというと、太陽も月も地球も宇宙も、花や木や山や川などの自然も動物たちも、すべての人間たちも含めて「すべて」ということなので、これらの1つひとつ、どれもが自分自身でもあるということになります。自分と他のものという感覚を越えて、自分ではないものが自分であるという瞑想なのです。

私は太陽です。太陽は私です。
私は空です。空は私です。
私は宇宙です。宇宙は私です。
私は花です。花は私です。
私は鳥です。鳥は私です。
私は海です。海は私です。
私は山です。山は私です。
私はあなたです。あなたは私です。
私は地球です。地球は私です。
すべては1つです。すべては繋がっています。

こう言っているのと同じです。
「ワンネス」という言葉を知っていますか？　すべては1つに繋がっているという意

味です。自分という境界線が曖昧になっていき、すべてと繋がっているという感覚を得られるときに、人は至福を感じるのだそうです。

その感覚を意識してもしなくても大丈夫です。目を閉じて、ただひたすらに、呼吸とともに「ソー」「ハム」と繰り返していきましょう。

あるがままの自分を受け入れてもいいのです。毎日これを繰り返していくだけで、心も身体もリセットされていきます。

それではやってみましょう。

あらかじめ20分たったら知らせてくれる瞑想用のタイマーを用意しましょう。優しい音で瞑想の終わりを知らせてくれる、心地いいタイマーが無料アプリなどでもあるので、それらを利用するといいと思います。

①瞑想する場所を決める

まずは、瞑想に集中できる空間と場所を確保します。誰にも話しかけられずに、外界のことを気にしなくていい場所を探します。自分の家で行なう場合は、家族にその

椅子に座って心の中で「ソーハム」と唱える

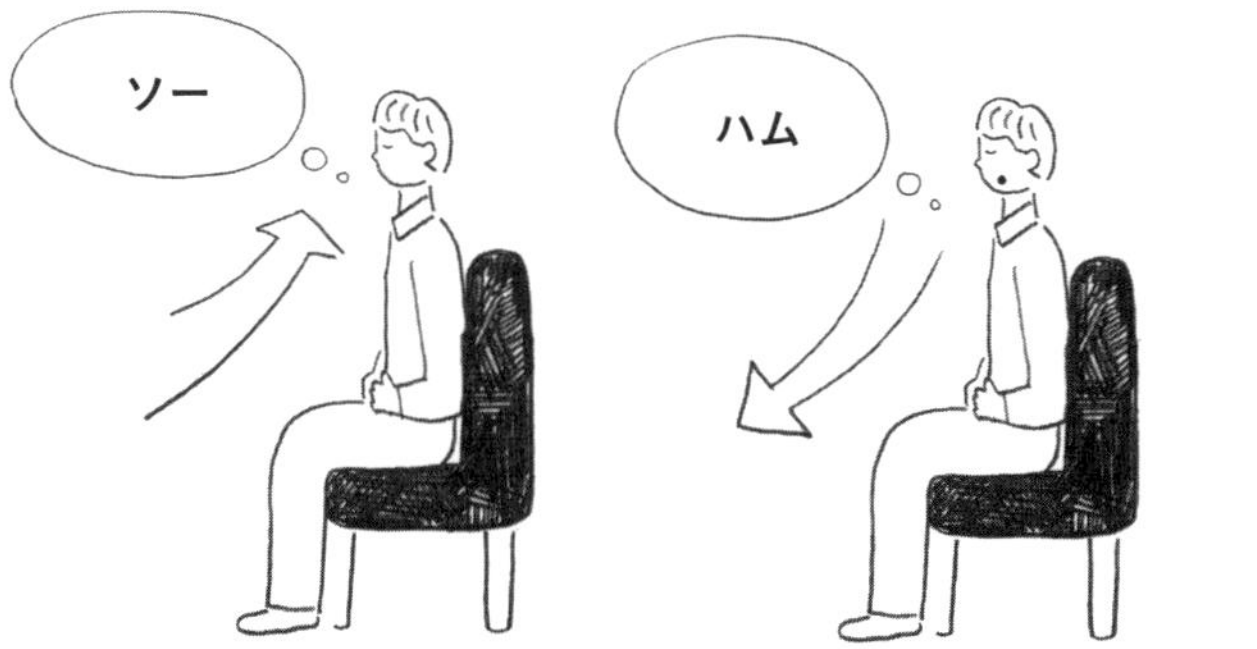

時間は話しかけないようにと伝えるか、みんなが眠っている時間や、家族がいない時間に行なうと気が散ることがありません。長時間移動する電車やバスなども、瞑想をする場にすることができます。

②瞑想する体制を整える

楽な姿勢で座り、目を閉じます。手のひらを上向きにして、ももの上に置きます。手の力は抜きます。顔を少し上向きにして軽く目を閉じましょう。一度大きく息を吸って、ゆっくり吐きましょう。

③「ソー」「ハム」を繰り返す

吸う息とともに「ソー」、吐く息とともも

に「ハム」と心の中で唱えることを繰り返します。優しく、楽に唱えていきましょう。

④雑念が浮かんでも意識を戻す

途中で考えが浮かんだり、意識が他にそれたりしても、それに気づいたら、また吸う息とともに「ソー」、吐く息とともに「ハム」と心の中で唱えていくことで、意識を戻すきっかけになります。

⑤20分たったら余韻を味わう

20分たったら、2〜3分間、瞑想の余韻を味わいます。意識が徐々に戻ってくることの時間がとても大切です。このわずかな時間に不要な感情が浄化されていきます。

瞑想の前にやっておくべき質問

瞑想をより深く充実した体験にするために、瞑想に入る前に行なうといい質問があります。

この質問は自分に問いかけるだけで、無理に答えを探そうとしなくていいものです。自分が探さなくても、答えはやってくるものだからです。ここでは、先述したディーパック・チョプラ博士が勧めている、スタンダードな3つの質問を紹介します。

Q 私は何者?

Q 私が本当に望んでいることは何?

Q 私の人生の目的は何?

この3つの質問を、瞑想前に毎日自分自身に問いかけてみましょう。

私が実践して、答えは1つの固定したものになるわけではないということがわかりました。同じ質問をし続けているのに、毎日質問の答えが変わります。そして、どの答えも自分にとって「本当にそうだ」と深く賛同できるようなものが得られるのです。

この3つの質問をしてから、質問やその答えのことは忘れて瞑想に集中していきます。瞑想の前にこの質問をしておくと、瞑想後の日常が変わり出します。

どのように変化するのか、私の例で紹介すると、**自分自身の深い部分、自分の中心**

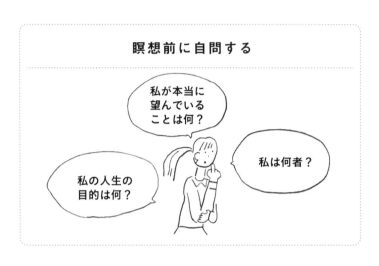

瞑想前に自問する

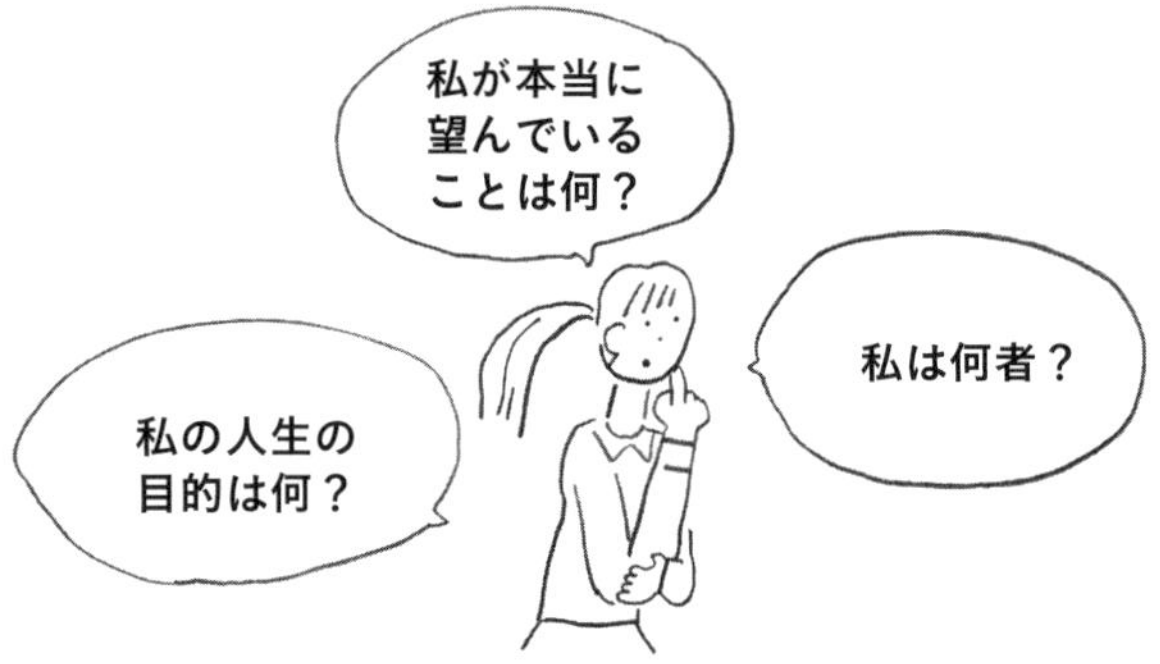
私が本当に望んでいることは何？
私は何者？
私の人生の目的は何？

と繋がりながら生きている感覚になりました。魂のミッションとともに生きているといった感覚です。

チョプラ博士の著書によると、「自分自身が何者であるのか」というこの3つの質問をすることによって、無限の可能性を拓いていくことができるようになると言います。

私自身、質問の答えも、どんどん進化していきました。最初のほうの答えは、「私は○○を望んでいる人です」というような漠然としたものが多かったのですが、最近の答えは、「私はすべての可能性を持っている存在です」という、力強い感じに変化しています。

どのような答えがやってきたとしても、その瞬間自分に必要なもののように思えます。自分でも思いもよらないような答えがかえってくるようになるので、どのような答えがやってくるのか楽しみにしながら問いかけてみてください。

「私が本当に望んでいることは何？」という質問の答えも、「私の人生の目的は何？」という質問の答えも、毎日違うものがやってきますが、どの答えも自分で納得できるものになっていきます。

「大切なのは、質問し続けることだ」とチョプラ博士は言っています。

答えについても、評価したり否定したりすることなく、「今日はこんな答えがやってきた」と観察するだけで十分効果があるのです。

「うまくできた」「できない」を評価しない

瞑想をしているときも、瞑想後の日常も、「うまくできた」「できなかった」「よかった」「悪かった」などといった評価をしないで、ただ観察することが大事です。**どうしても私たちは、「うまくできた」「できなかった」という評価をしてしまいがちですが、瞑想ではそうした評価を手放すことを身に着けていきましょう。**

実は、瞑想がうまくいっているのかどうかは、瞑想している最中にはわからないものなのです。

「いい答えがやってきたからうまくいった」というものでもなければ、「無の境地とはこんな感覚なのか」と自覚できるものでもありません。「すごく素敵な体験ができた！」と感動するようなものでもありません。**どちらかというと、うまくできていないように感じる人がほとんどです。**それでもうまくいっていないわけではないのです。

最初のうちは、「眠ってしまったかな……」「違うことを考えていたな」と思ってしまう人がほとんどだと思います。それでいいのです。瞑想の良し悪しを判断する必要はありません。私自身も最初は「眠ってしまった」「他のことを考えてしまったな」と思うことの繰り返しでした。

瞑想による効果と変化は、瞑想がうまくできたかどうかではなくて、瞑想後の日常でしか確認することができません。瞑想の目的は、瞑想後の日常を充実させることなのです。

もう1つ大切なことは、結果や変化に期待し過ぎないことです。期期待に固執しないほうが、むしろうまくいきます。

チョプラ博士の教えにも、執着しないほうがうまくいくという「手放す法則」があります。自分自身が何に執着しているのかを観察し、執着していることに気づいたら、執着を手放す練習だと思うようにしてみてください。

瞑想終了後に見る画像を用意する

瞑想の効果を確実なものにするために、やっておいてほしいことがあります。それは、瞑想後に見る画像を用意することです。

チョプラ博士によれば、あなたのお気に入りのヒーローやヒロインの画像がいいということです。つまり、「こんなふうになれたらいいな」と憧れている人の写真や画像です。その写真や画像を見ながら、あなたを通して、その人の性質を自分が表現するように、自分の中に招き入れるのです。


あなたが尊敬している人は誰でしょうか？

あなたがこんなふうに生きられたらいいなと思う人は誰でしょうか？

2～3人の人物で、男女どちらも入るように選んでおいて、瞑想後にその人たちの写真を見るか、頭の中に思い描くといいということです。


私自身が試してみておすすめしたいのは、夢が叶った未来の画像をコラージュにして、自分の部屋に貼っておくことです。そのコラージュには、自分の理想や憧れの人の写真も入れておくといいと思います。

夢が叶った未来で、あなたはどのような言葉を言うのか、どのような言葉を聞くのか、それらの言葉を書き入れておくのもポイントです。自分が大切にしたいキャッチコピーを書き入れるのもいいでしょう。

あなたが望む未来の光景はどのようなシーンですか？
あなたの夢が叶った未来には、誰がいますか？
夢が叶った未来のあなたは、どのような言葉を聞いていますか？
そのときあなたの心の声は、何と言うのでしょうか？

望む未来を見つけて実現していく瞑想と夢のコラージュのつくり方は、PART5「夢を叶える瞑想」で紹介します。

PART
3

「身体の不調を癒す」ヒーリング瞑想

「今日は起きるのがつらい」
「なんだか調子が悪い」……
具合が悪いときや、身体のどこかに
違和感があるとき、何かの症状があるときでも、
瞑想によってその部分を癒すことで心身を回復し、
結果としてベストパフォーマンスを
生み出すことに繋げることができます。
このPARTでは、身体を癒す瞑想を
紹介していきます。

これから紹介する3種類の瞑想は、それぞれ違った効果があります。

3つの方法を試しながら、そのときどきで自分に合うと思うものを選んで実践してみてください。

①「平和」「調和」「笑い」「愛」という言葉を繰り返す
②身体の各部位に感謝する
③症状からのメッセージを受け取る

ここから1つずつ説明していきます。

①「平和」「調和」「笑い」「愛」という言葉を繰り返す

みなさんは具合が悪いとき、どうしていますか？

病院に行くほどでもないけれど痛みや違和感があるとき、私は頭の中で4つの言葉を唱えるヒーリング瞑想を活用しています。これは、どこでもいつでもかんたんにで

頭の中で4つの言葉を唱える

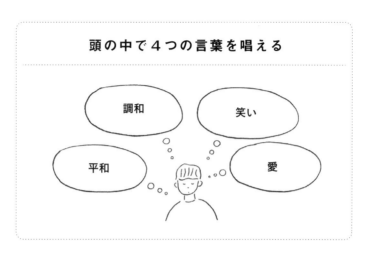

きる3分ほどの瞑想です。

この瞑想をすると、身体がやんわりと優しく癒されていく感覚があり、違和感も和らいでいくことを実感できます。意識を内側に向けてボディスキャンをしながら、今現在どこにどのような違和感があるのかを見つけて試してみてください。

やり方は次の手順です。

①姿勢

楽な姿勢で座り、目を閉じます。手のひらを上に向けて、ももの上に置きます（手の力は抜きます）。

②４つの言葉を唱える

目を閉じたまま、口を動かさずに、胸の中心辺りを意識しながら、呼吸をしつつ心の中で、「平和」「調和」「笑い」「愛」という４つの言葉を1分ほど繰り返します。

③身体の癒したい部分に意識を向ける

４つの言葉を繰り返したら、自分の身体の癒したい部分に意識を向けてください。何かをイメージする必要はありません。ただ意識をそこに向けるだけでいいのです。意識を向けることによって、癒しがもたらされます。

④胸の中心に意識を戻す

胸の中心に意識を戻し、先ほどと同じ「平和」「調和」「笑い」「愛」の４つの言葉を心の中で1分間繰り返します。胸の中心に意識を向け、感謝の気持ちを感じていきましょう。すでに与えられているものや状況、自分でありがたいと感じていることを思い浮かべながら、感謝の気持ちを味わいます。

⑤目を開ける

最後に身体をリラックスさせ、ゆっくりと呼吸をしながら、目を開けましょう。

②身体の各部位へ感謝する（「ありがとう」の瞑想）

この瞑想は、私自身が考案した瞑想です。講座やワークショップなどで紹介し、体験してもらっているのですが、とても好評です。

この瞑想は、日ごろ忘れてしまっている「あたりまえ」なことについて感謝をしていくことで、効果を発揮するものです。ここからやり方を紹介します。

まずは肩の力を抜いて、ゆっくりリラックスします。次に、深く呼吸をしてください。ここから、自分の身体の各部分に対して、感謝をしていきます。

最初に、両手のひらをこすり合わせます。温かくなったら、手を目のところに持っていき、自分の目に感謝をしていきましょう。これから身体の各部位に対して、次のような言葉をかけながら、感謝をしていきます。

①目

・いつも見たいものを十分に見せてくれてありがとう

・大好きな人の顔やきれいな空や景色を見せてくれてありがとう

②鼻

・いろいろなにおいをかいでくれてありがとう

・きれいな空気を吸いこんで呼吸をしてくれてありがとう

③口

・美味しい食べ物を味わって食べてくれてありがとう

・伝えたいことを言葉にしてくれてありがとう

・愛を伝えてくれてありがとう

④耳

・聴きたい音や音楽を聴いてくれてありがとう

・大切な言葉を聞かせてくれてありがとう

⑤首

・重たい頭を支え、自由に顔の向きを変えてくれてありがとう

・うなずいたり首を横に振ったりしてくれて、意志を伝えてくれてありがとう

⑥手

・触れたいものを触れさせてくれてありがとう
・持ちたいものを自由に持ったり、運ばせてくれたりしてありがとう
・書きたい文字や絵を描かせてくれてありがとう
・愛する人を抱きしめさせてくれてありがとう

⑦足

・行きたいところに行くために、自由に動いてくれてありがとう
・身体を支えてくれてありがとう

⑧おしり

・こうやってゆったり座らせてくれてありがとう

内臓にも感謝していきましょう。

⑨胃

・美味しいものを消化してくれてありがとう

⑩腸

・身体に必要な栄養を吸収してくれてありがとう

⑪肝臓

・自分の中にある毒素を出してくれてありがとう

・身体に必要なホルモンをつくってくれてありがとう

⑫腎臓

・身体の中のいらないものを、ろ過してくれてありがとう

⑬肺

・美味しい空気をたくさん吸い込んで、身体に必要な酸素を取り入れてくれてありがとう

⑭心臓

・眠っているときも休まずに、身体に必要な酸素と栄養を血液に乗せ、届けてくれてありがとう

身体の各部位は、すべてあなたを守り、あなたがあなたでいられるために、気づか

ないところで働いてくれています。

身体の部位だけでなく、あなたの気持ちも、感情も、考えもあなたを守り続けてくれています。あなたの喜び、悲しみ、不安、焦り、怒り、痛みさえも、あなたに大切なメッセージを届けてくれています。あなたの中にあるさまざまな感情にも「ありがとう」と伝えましょう。

あなたを支えたり、大切な何かを伝えたりしようとしてくれる目に見えない存在すべてにありがとうと伝えてください。

そして、じっくりと耳を傾けて、伝えようとしてくれているメッセージを身体の中に聴いてみましょう。

あなたの身体も、あなたの目には見えないあなたの心も、すべてがあなたを大切に守ってくれています。

最後に、ゆっくりと呼吸をしながら自分のペースで、「今、ここ」に戻ってきてください。

⑧おしり

・こうやってゆったり座らせてくれてありがとう

⑨胃

・美味しいものを消化してくれてありがとう

⑩腸

・身体に必要な栄養を吸収してくれてありがとう

⑪肝臓

・自分の中にある毒素を出してくれてありがとう
・身体に必要なホルモンをつくってくれてありがとう

⑫腎臓

・身体の中のいらないものをろ過してくれてありがとう。

⑬肺

・美味しい空気をたくさん吸い込んで、
身体に必要な酸素を取り入れてくれてありがとう

⑭心臓

・眠っているときも休まずに、身体に必要な酸素と栄養を
血液に乗せ、届けてくれてありがとう

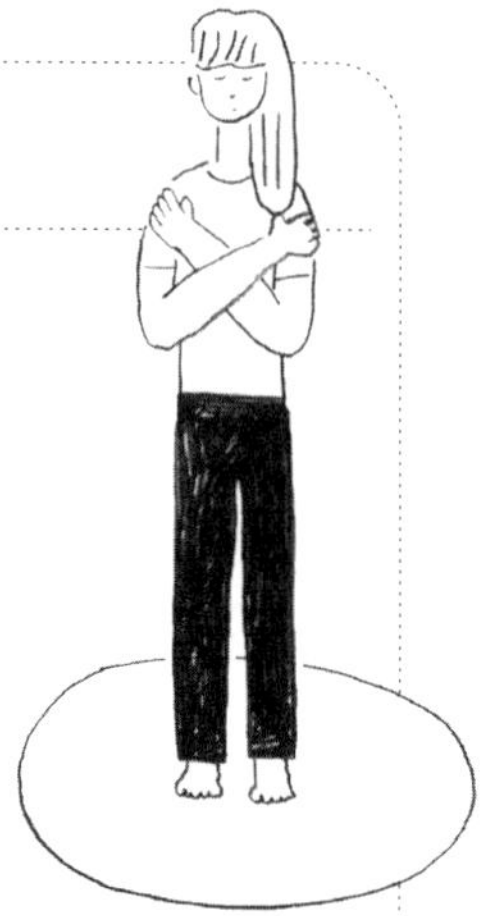

↓

**あなたを支えたり、大切な何かを伝えたり
しようとしてくれる、目に見えない存在すべてに
「ありがとう」と伝えよう**

身体の各部位へ感謝する瞑想

①目
・いつも見たいものを十分に見せてくれてありがとう
・大好きな人の顔やきれいな空や景色を見せてくれてありがとう

②鼻
・いろいろなにおいをかいでくれてありがとう
・きれいな空気を吸いこんで呼吸をしてくれてありがとう

③口
・美味しい食べ物を味わって食べてくれてありがとう
・伝えたいことを言葉にしてくれてありがとう
・愛を伝えてくれてありがとう

④耳
・聴きたい音や音楽を聴いてくれてありがとう
・大切な言葉を聞かせてくれてありがとう

⑤首
・重たい頭を支え、自由に顔の向きを変えてくれてありがとう
・うなずいたり横に振ったりしてくれて、
意志を伝えてくれてありがとう

⑥手
・触れたいものを触れさせてくれてありがとう
・持ちたいものを自由に持ったり、運ばせてくれたりしてありがとう
・書きたい文字や絵を描かせてくれてありがとう
・愛する人を抱きしめさせてくれてありがとう

⑦足
・行きたいところに行くために、自由に動いてくれてありがとう

自分の各部分に感謝していくだけですが、癒しと気づきを得ることができます。

③症状からのメッセージを受け取る

この瞑想は、プロセス指向心理学の創始者である、アーノルド・ミンデル博士が開発した手法を、瞑想として私がアレンジしたものです。

ミンデル博士の手法の1つに、身体の症状のメッセージを受け取ることで症状を緩和していくというものがあります。そのプロセスの流れは、次の通りです。

①身体の症状を3歳の子どもでもわかるように伝えると、どうなるのか？
②症状のつくり手に自分自身がなりきりながら、症状が自分に何を伝えようとしているのかを見つける
③症状からのメッセージを受け取る

というプロセスで行なっていきます。これを瞑想としてアレンジすると、次の図のようになります。

身体の内面に目を向けていきましょう。

どの辺りに、どのような気配を感じるのか、あなたの身体を、頭の先から足の先まで、ボディスキャンしていきましょう。

ゆっくりでかまいません。微かな違和感も感じ取っていきましょう。まだ症状になっていない感覚でもいいのです。もしかしたら、それはいくつかの場所にあるかもしれませんし、ある特定の場所が呼んでいるのかもしれません。その部分に注意を向けていきます。静かに、いたわるように、優しく、その感覚とコミュニケートしていきましょう。

「シグナルとして症状を発信してくれてありがとう。何か大切なことを伝えようとしてくれているんだよね」と、その感覚に感謝とねぎらいを伝えましょう。

そして、目に見えないその症状のつくり手が存在するとしたら、どのような色や形をしているのか、想像してみるのです。

例えば頭痛がするとき、頭を針金で締めつけられているような痛みを感じるのであれば、症状のつくり手は針金と考えます。もし、ハンマーで頭をガンガン叩かれているような痛みを感じるのであれば、症状のつくり手はハンマーと考えます。そのように考えてみたとき、あなたの症状をつくり出しているのは、どのようなものでしょうか？

それは何色で、どのような形をしているように感じますか？
何かに例えると、どのような質感でしょうか？
それは固いですか、やわらかいですか？
感触はどのような感じですか？
冷たいですか、温かいですか？
湿り気はありますか、乾燥していますか？
あなたの身体に症状をつくり出すために、どのような動きをしていますか？
その動きを、自分の身体で表現してみるとどのような動きになるでしょうか？
その動きをしばらく繰り返しながら、症状のつくり手になりきってみましょう。

頭を針金で締めつけられているように痛い

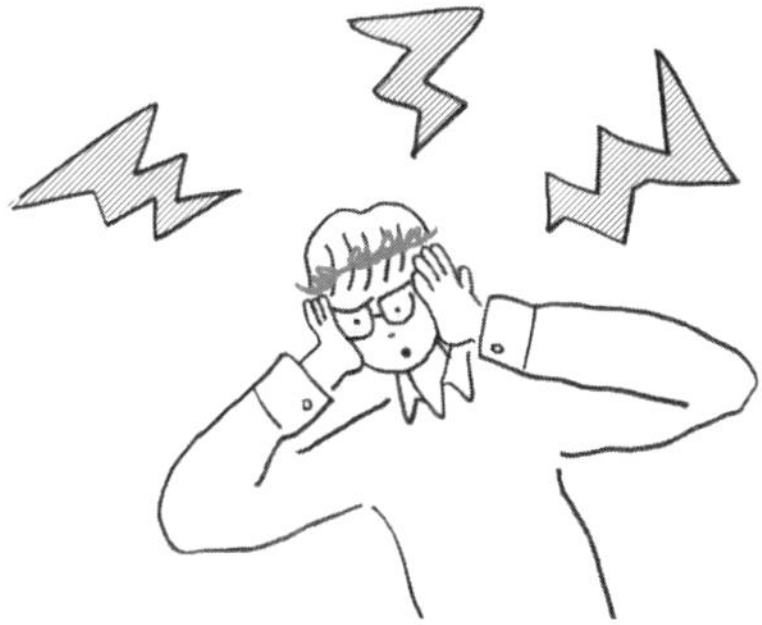

自分が針金になり、自分の頭を締めつける

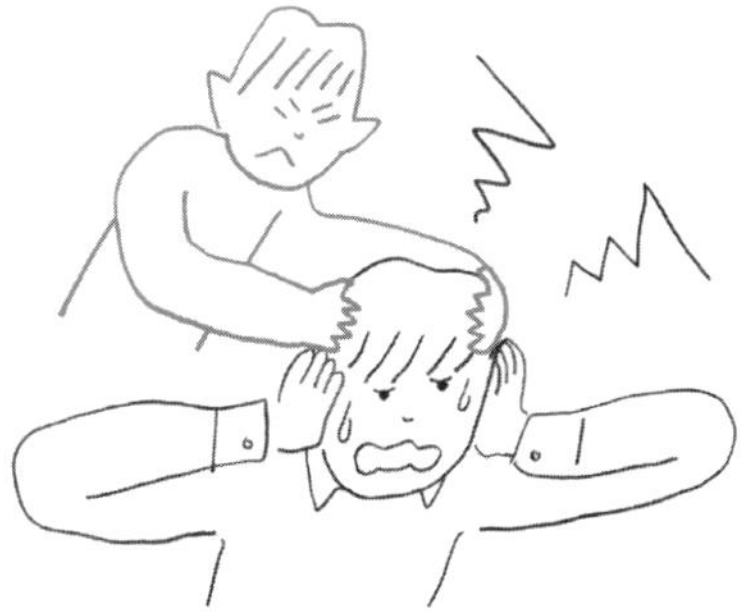

その動きをしながら、何を伝えたがっているのかと考えてみます。

声にするとしたら、どのような言葉を伝えようとしているのでしょうか?

ゆっくりと時間をかけて、その声に耳を傾けてみましょう。メッセージがやってくるまで、ゆっくり待ちましょう。どのような言葉であったとしても、それを声にして表現してみましょう。症状のつくり手が、症状を通してあなたに伝えようとしているメッセージは何でしょうか?

例えば、「まだわからないの。そんなに自分自身を追い込まないで」など、症状のつくり手になりきってみると出てくる言葉があります。

そのメッセージを受け取ります。それはあなたのことを大切に思っている存在からの、あなたを守るための温かいメッセージなのです。大切なことを伝えてくれたことに感謝を伝えてください。

もしも、症状からのメッセージがそのまま受け入れられない場合は、交渉することもできます。

例えば症状が、「もう動きたくないよ。休ませてよ」と伝えてきても、「今はどうしても休むことができない」と思うかもしれません。そのようなときには、「〇〇までがんばったら、こんなふうに休むようにするから、それでどう?」と聞いてみたり、「平日はがんばるけど、何時までに仕事は終わらせるし、週末には必ずゆっくり休むようにするから、それでどうかな?」と提案してみたりするのです。症状のつくり手が納得するように対話していくことがポイントです。


あなたの提案は何でしょうか?

伝えてくれたメッセージを、どのように自分の日常の改善に役立てていきますか?

しばらくの間、折り合いをつけるための対話や提案をしてみましょう。


症状の変更の提案をすることもできます。

例えば、「自分の限界を超えてがんばらないように注意するけど、もしそのことを忘れてしまってがんばり過ぎているときには、現在の症状ではなく、他の合図で知らせてくれませんか?」と提案するのです。

今までは凝りや痛みとして現出した症状も、もっと軽いシグナルに変更してもらうことができるとしたら、それはどのような合図がいいでしょうか？

これだったら自分がそのメッセージに気づいて、生活や行動を見直すきっかけにできるというものを見つけて、症状のつくり手に提案していくことができます。

そして、そのシグナルが現れたときには、再び症状のつくり手からのメッセージを受け取ることを約束して、症状のつくり手を安心させてあげましょう。

症状のつくり手は、あなたに大切なことを伝えてくれています。それに感謝を伝えていきましょう。

「私にとって必要なメッセージを、症状として伝えてくれてありがとう」と。そのメッセージをこれからも忘れることがないようにしていきます。

感謝を伝えたら、ゆっくりと「今、この場所」に戻ってきてください。

PART
4

「心を癒す」ヒーリング瞑想

心が疲れてしまったとき、
悩みが深くて苦しいとき……
どのように自分の心をケアしていますか？
瞑想は、あなたの心に気づきと安らぎを与える
効果をもたらしてくれます。
このＰＡＲＴでは、自分ではどうしていいか
わからなくなってしまったときに
役立つ瞑想法を紹介します。

心が疲れたときに……3分間「自然になりきる」瞑想

この瞑想も、プロセス指向心理学の創始者であるアーノルド・ミンデル博士が開発した手法を、かんたんにできるように私が瞑想としてアレンジしたものです。

これは、自分が自然になりきることで、心と身体が楽になるという瞑想法です。次の質問とともにイメージしていきます。

もしも自分が自然の一部になるとしたら、どのような自然がいいですか?

風になることもできます。

空になることもできます。

太陽になることもできます。

雲になることもできます。

山になることもできます。

海になることもできます。

雲のような自由をイメージする

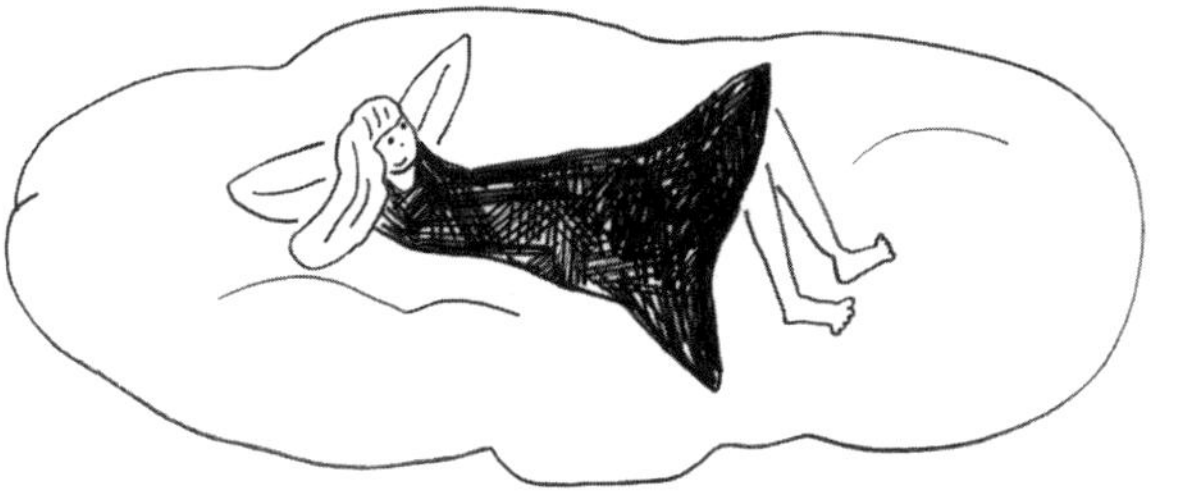

花になることもできます。
木になることもできます。

例えば、風になったところをイメージしてみてください。風になって自由に木々の間を吹き抜ける感覚は、どのような感じでしょうか？

空に浮かぶ雲になったところをイメージしてください。雲になって力を抜いて身をゆだねて、風に運ばれていく感覚はどのような感じでしょうか？

海になったところをイメージしてみてください。海面に嵐が吹き荒れていても、深い海の底は何ごともないかのようにゆっくりと時間が流れている感覚を味わうことができます。

この瞑想は私のお気に入りの1つです。アーノルド・ミンデル博士に教えてもらって以来、この方法を使って自然界の一部分になりきって瞑想しています。

雲や風や海など、自然界の一部分になりきったところをイメージするだけなのに、身体の力が抜けて、心も身体も楽になっていくのです。そのときに必要な答えがインスピレーションとして得られる体験ができます。

それでは、自分自身が選んだ自然になりきってやってみましょう。

①まず、自分が何になりたいのかを自然界の一部分から決めます

②自分が決めたその自然に同化して、自分自身がその自然になっているところをイメージします。その感覚を十分に楽しみましょう

③心ゆくまでその感覚を味わったら、その自然になりきったまま今の自分にメッセージをもらいましょう。そのメッセージを受け取ります

心地よさとともに、頭と身体をリセットすることができます。今の自分にとって必

要な答えも受け取ることができるようになります。

大事な4つの言葉を唱え続ける瞑想

もうどうしていいのかわからなくなったときは、ただ言葉だけを心の中で繰り返すだけでいいので、「ありがとう」と繰り返し唱え続ける瞑想法がおすすめです。意味などは考えなくても大丈夫です。**ただただ、「ありがとう」と繰り返し唱えるだけで、心の中で浄化がはじまります。**

数も数える必要などありませんが、1000回でも2000回でも唱えるつもりで、心が落ち着くまで唱えます。ただただ唱えるだけですが、心が落ち着いていくのがわかります。

ハワイでは、「ホ・オポノポノ」という癒しの手法があります。何か問題が起きたときや悩みを抱えたときに、「ありがとう」「愛しています」「ごめんなさい」「許してください」という4つの言葉を繰り返し唱え続けるのです。すると、嫌な記憶は消え

目を閉じて４つの言葉を唱える

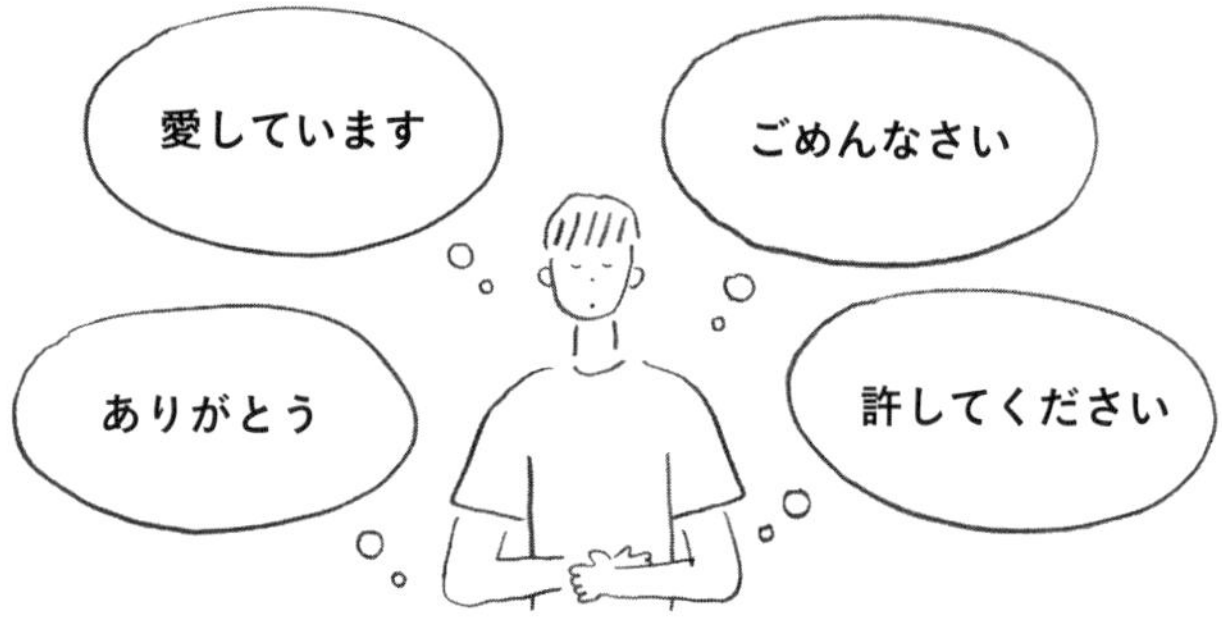
愛しています
ごめんなさい
ありがとう
許してください

ていき、心の浄化が起こるという瞑想法です。

これは、ネイティブハワイアンが長年続けてきた伝統的な手法で、１９５８年にマリー・カウエナ・プクイが著書に記し、その後、ハワイ伝統医療のスペシャリストであるモーナ・ナラマク・シメオナ女史が、現代社会で活用できるようにアレンジして発表しました。現在は弟子のイハレアカラ・ヒューレン博士によって継承されています。

この方法は、問題の種類が何であっても、その問題に対して必要な癒しがもたらされます。そして、奇跡的な変化を多数起こしているものです。

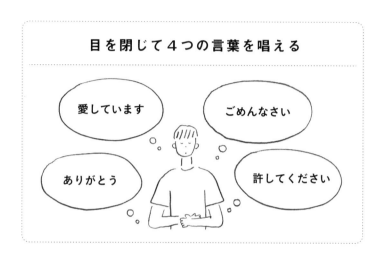

私自身も、どん底だと感じ、先が見えない状況だったときに、ただこの言葉を繰り返して、涙を流しながら、心を回復していった経験があります。

試してみるとわかると思いますが、**抱えている問題が深ければ深いほど、この瞑想による効果が大きいことが実感できます。**

やり方は、心が苦しいと感じたときに、４つの言葉「ありがとう」「愛しています」「ごめんなさい」「許してください」という言葉を繰り返し唱え続けるだけです。ぜひ、心が苦しくなったときや、悩みが深いときには試してみることをおすすめします。

考え過ぎて眠れないときの「セドナメソッド」

眠りたいのに眠れないとき、どうしていますか？　頭の中にいろいろな考えが次から次へと思い浮かんで、眠れないまま時間がどんどん過ぎていくこともありますね。

そんなときには、感じたことをそのままを受け入れて、手放していく「セドナメソッド」という瞑想法が役に立ちます。

セドナメソッドは、創始者であるレスター・レヴェンソンが42歳のとき心臓発作で余命2週間と宣告されたときに、自分自身のために開発し、その手法を使ってその後、84歳まで生きたメソッドです。アリゾナ州のセドナに瞑想センターをつくり、そこでセドナメソッドを広めてきました。そして、セドナ・トレーニング協会を設立したヘイル・ドゥオスキンによって広められました。5つの質問に答えていくだけで、マイナスの感情を手放していくことができる手法です。

アメリカでは多くの成功者と呼ばれている人たちが、セドナメソッドを活用しています。座ってもできる手法ですが、今回は眠るために布団の中で横たわってできるように紹介します。やり方は次の通りです。

①今、何を感じているのか、自分の内面に目を向ける

まず布団の中でくつろぎ、目を閉じて、「今、何を感じていますか?」と自問し、自分の内面に目を向けていきます。

②感情を迎え入れる

「この感情を迎え入れ、感情がそこにあることを認めることはできますか?」と自分に問いかけながら、頭の中でその瞬間どのような考えや感情を抱いたとしても、その感情を迎え入れ、認めます。

③感情の扱い方を自分の心に問いかける

「この感情を少しの間でもいいので手放すことはできますか?」と自分の心に問いかけます。その答えは、「はい」でも「いいえ」でもかまいません。

④感情を手放す質問をする

「この感情を手放しますか?」と自分の心に問いかけます。答えが「はい」でも「いいえ」でも、頭に浮かんだ答えを素直に答えても大丈夫です。

⑤手放す時期を質問する

「いつ?」と自分の心に問いかけます。答えが「今」であっても、「今すぐ」でなかったとしても、どちらでも大丈夫です。

セドナメソッドの手順

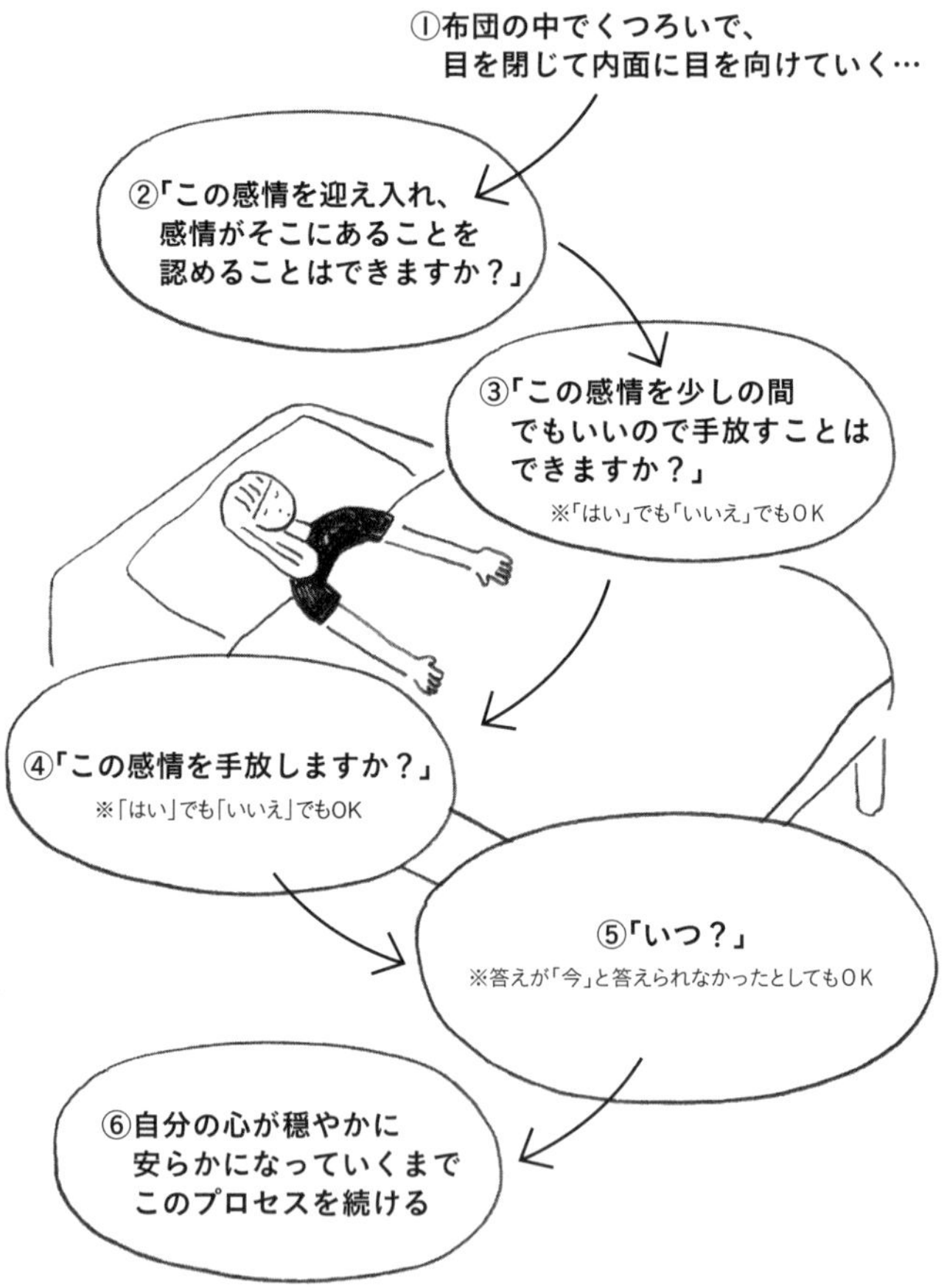

①布団の中でくつろいで、
目を閉じて内面に目を向けていく…
②「この感情を迎え入れ、
感情がそこにあることを
認めることはできますか？」
③「この感情を少しの間
でもいいので手放すことは
できますか？」
※「はい」でも「いいえ」でもOK
④「この感情を手放しますか？」
※「はい」でも「いいえ」でもOK
⑤「いつ？」
※答えが「今」と答えられなかったとしてもOK
⑥自分の心が穏やかに
安らかになっていくまで
このプロセスを続ける

この一連のプロセスで1つの考えや感情を手放すと、次の考えや感情が表れてくるので、表れてきた考えや感情に対して、同じようにこのプロセスを進めていきます。ここまでの5つのステップを繰り返すのです。自分の心が穏やかに安らかになっていくまでこのプロセスを続けていきます。

これにより、**感じていることをありのままに認めて解放していくことができるので、心の中にたまったモヤモヤがスッキリするだけでなく、心も身体も楽になって健康を取り戻すことができます。**

眠れないときだけでなく、心が苦しいときや感情が大きいときに、このセドナメソッドを活用すると、心を楽にしていくことができます。

大地からエネルギーを充電する「グラウンディング瞑想」

活力が弱まっていると思うときは、地球のエネルギーを受け取り、自分の中にパワーを充電するという瞑想法が有効です。

実際に大地に素足をつけて行なうとよりパワフルですが、室内でもイメージすれば実現は可能です。足をしっかりと大地や床につけた状態なら、立っていても座っていても行なうことができます。やり方は次のようにイメージするだけです。

①自分のエネルギーが大地に向かっていく

おへその下の辺りから、下方向に向かって自分のエネルギーが降りていきます。足の裏から地面に向かって、自分のエネルギーがどんどん降りていくところをイメージしましょう。不必要となった感情はエネルギーとして放出しながら大地に溶かしていきます。大地はそれを素晴らしいエネルギーに変えていきます。足の裏から伸びていくエネルギーが地球の大地のエネルギーを吸収しながら、大地のエネルギーと自分のエネルギーとが融合していくところをイメージしましょう。

②地球の中心と繋がる

さらに下へ下へとエネルギーを伸ばしていきながら、地球の中心のエネルギーと繋がるところをイメージしましょう。今、地球のエネルギーとあなたのエネルギーが完全に繋がりました。

自分のエネルギーと地球の核が繋がっている

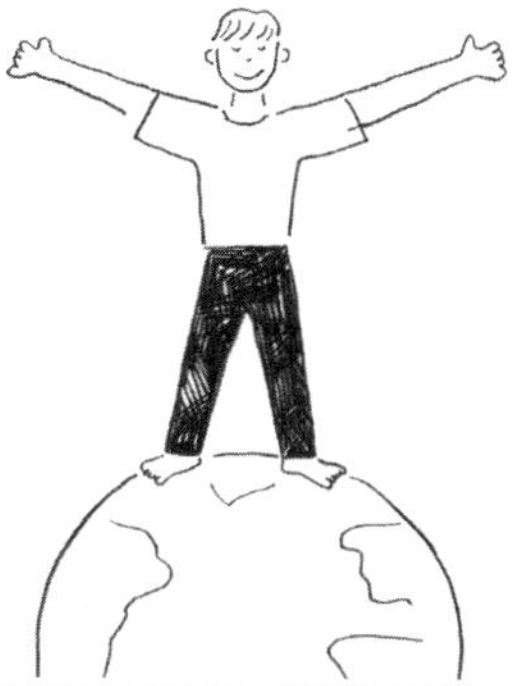

③エネルギーが自分に戻ってくる

地球の中心のエネルギーと繋がってパワフルになったエネルギーが、あなたに向かって戻ってくるところをイメージします。足の先からパワーアップしたエネルギーが、あなたの身体に入ってきます。そして足の中を通って、胸の辺りのハートまで上がってきました。

この瞑想法によって、不思議と力がみなぎるような感覚がおとずれるようになります。

世界には、心を癒すための瞑想がたくさんあります。どの方法が、今の自分の悩みを癒してくれるのか、ぜひ試してみてください。

PART
5

夢を叶える瞑想

何でも叶うとしたら、
何を実現したいですか？
夢を実現した先に、
手に入れたいものは何ですか？
その夢を実現したい理由は何ですか？
瞑想は、夢を叶えるための
重要な役割も果たしてくれます。
あなたの夢を叶えるための鍵は、
日々の瞑想の中にあるのです。
このＰＡＲＴでは、夢を叶えるために
必要なことをお伝えします。

叶えたい夢のリストをつくる

どんな夢でも、いくつでも叶うとしたら、何を叶えてみたいですか？

瞑想をはじめるまでは、夢の実現にも瞑想が効果的であることを私は知りませんでした。しかし、瞑想を学び、夢の実現には瞑想が欠かせないということがわかりました。


夢が叶うことは、希望とともに生きることができることだと思います。夢が叶うと思うだけで、ときめきが生まれます。

叶えたい夢には、なぜそれを叶えたいのかという理由（意図）があります。実は、この理由（意図）がものすごく大事なものなのです。

例えば、事業に成功して莫大な資金を手に入れたいという願望があるとします。莫大な資金を手に入れたいというのは願望です。莫大な資金を手に入れたら、憧れの家に住むというのが夢かもしれません。家族を幸せにしたいから、安心して暮らしたいというのであれば、意図は家族を幸せにして安心して暮らしたいということです。

このように、1つひとつの夢や願望には、それを実現したい理由があります。

ここで、自分にはどのようなことを実現したい夢があるのかを紙に書き出してみましょう。**瞑想する前にこの書き出した夢のリストを見ることで、瞑想の効果がさらに加速するからです。**思いつくままに書き出していく形でもいいですし、自分で思いつくジャンル別に書き出していく形でもかまいません。

例えば、物質的な願望、感情的な願望、スピリチュアルな願望という分け方をしてもいいですし、健康や美についての夢、仕事面での夢、プライベートでの夢、総合的な夢という分け方でもいいでしょう。

書き出しながら、その夢をなぜ叶えたいのかという理由（意図）も考えてみましょう。そして、それぞれの夢の箇所に、理由（意図）も一緒に記入しておきます。

この意図と夢のリストは、いつでも目を通せるように持ち歩きます。瞑想をはじめる前に目を通すことで、夢を実現する種をまいているのです。

紙に書いたり、手帳に書き込んだり、スマホのメモ帳に入力したり、書いたものを写メして見たりするなど、自分のやりやすい方法で夢のリストをつくり、持ち歩きましょう。

ちなみに、この夢のリストは人には見せないほうがいいと言われています。その理由は、人に認められるかどうかを気にしてしまったり、自分の夢を人にあれこれ言われたりすることで、あきらめてしまうかもしれないからです。自分だけがわかっていればいいことでもあり、自分の中で夢のリストは大切に保管しましょう。

タイムマシンに乗って夢が叶った未来を体験する

空想の世界でタイムマシンに乗って未来に行き、夢が実現している自分の姿をイメージする瞑想があります。

これは、頭の中に思い描くだけなのですが、夢を実現した未来の自分を見ると、とてもうれしくなって実現したい気持ちが高まり、本当に実現できるような気持ちになります。しかも、夢を現実のものとして実現する方法を未来の自分が教えてくれるので、さらにチャレンジする勇気が湧いてくるのです。ぜひ体験してみませんか。

①夢が叶っている未来の具体的な日時を想像する

それでは夢が叶った未来に今から行ってみましょう。

どんな夢が叶った未来に行ってみたいでしょうか？　その夢が叶っている未来は、何年後の何月何日で、時間は何時ごろで、場所はどこでしょうか？

②タイムマシンで未来に向かう

行き先が決まったら、タイムマシンに乗って未来に飛んでいきましょう。どのような形のタイムマシンでもかまいません。あなたが自由に想像したタイムマシンに、今、あなたは乗っています。

③未来に到着する

そしてタイムマシンはゆっくりと宙に浮かび上がると、あなたの夢が叶った未来に

タイムマシンに乗る

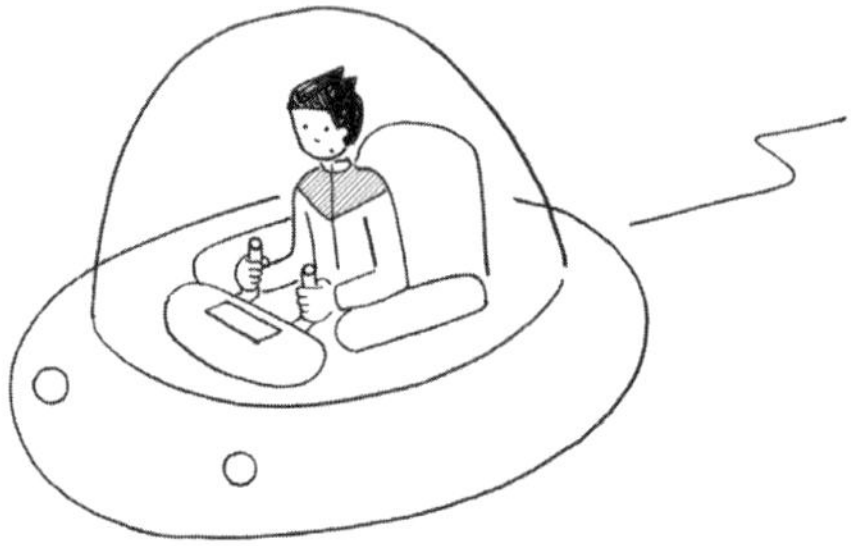

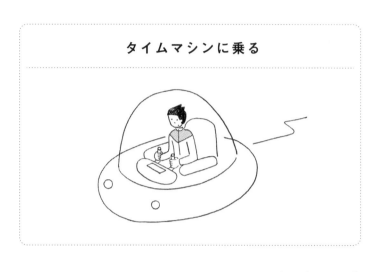

向かって動き出しました。しばらく飛んでいくと、あなたの夢が叶った未来に到着しました。そこには何が見えているでしょうか。辺りには何があるのかを見まわしてみてください。

・夢が叶ったあなたはそこで何をしているのでしょうか？
・周りには誰がいるのでしょうか？
・どのような会話をしているのでしょうか？
・どのような音が聴こえているのでしょうか？
・そのとき身体で感じているフィーリングはどのようなものでしょうか？

夢が叶った自分からメッセージをもらう

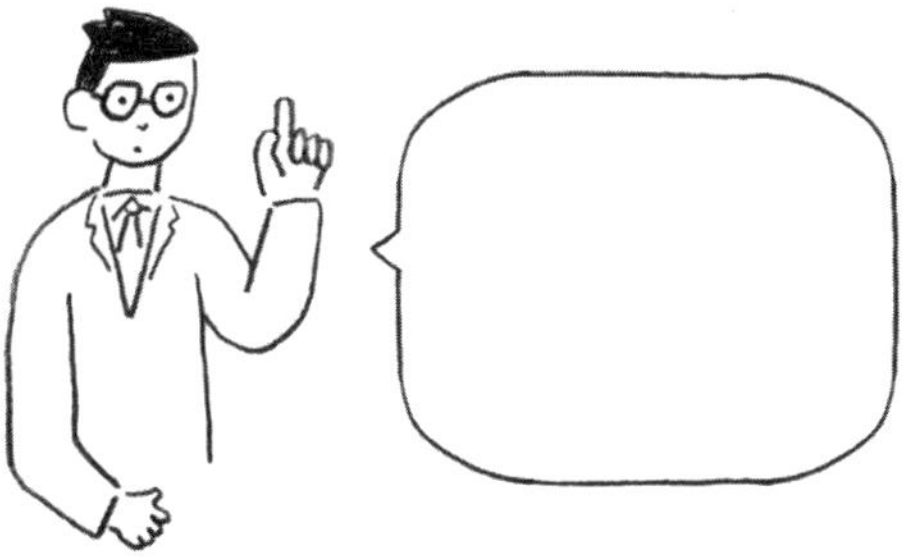

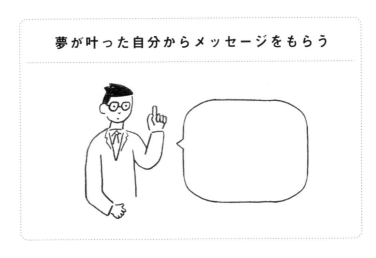

夢が叶ったそのときの感覚を今を感じてみてください。

④メッセージを受け取る

夢が叶った未来の自分から、今の自分に何かメッセージがあるとしたら、どのようなメッセージをくれるでしょうか？　そのメッセージを受け取ってみてください。

⑤ヒントをもらう

夢が叶った自分はどのような行動や工夫や努力をしたから、そこにたどり着いたのでしょうか？　そのヒントを教えてもらってください。それを受け取ります。

そして、大切なことを伝えてくれた未来

の自分に、感謝を伝えてください。

⑥目印を決める

いつでもそこに戻ってこられるように、目印を1つ決めておきましょう。あなたはいつでもその場所に戻ってくることができます。

⑦現在に戻る

それでは、もう一度タイムマシンに乗り込んでください。そしてゆっくりと現在のこの場所に戻っていきます。

⑧メッセージをメモする

現在に戻ってきたら、忘れないうちに見えた景色やもらったメッセージ、大切なヒントを書き留めておきましょう。

夢が実現した未来の自分を見る旅はいかがでしたか？

心が折れそうになったり、不安になったりしたときは、いつでもこの未来旅行があなたに必要なメッセージをくれます。

「夢のコラージュ」をつくる

実現したい未来の姿を描いた、「夢のコラージュ」をつくってみませんか?

夢のコラージュとは、大きめの紙を台紙にして、「自分がこうなったらいいな」と思うイメージの写真をインターネットからプリントアウトしたり、雑誌やパンフレットなどから見つけて切り抜いたりしたものを貼ったものです。

何を貼るのかは自由です。自分が活躍したい場所やシーン、働きたいオフィスや住みたい家、手に入れたいもの、会いたい人やどのような人たちに囲まれてどんなふうに暮らしたいのかなどを、自分のインスピレーションで集めたり切り抜いたりしながら、実現したい未来のイメージをビジュアル化させていきます。

コラージュをつくるプロセスは、とても楽しい作業になりますし、それ自体が瞑想のような体験になるでしょう。つくり方を紹介します。

①台紙を用意する

まずは台紙を用意します。画用紙やカレンダーの裏紙などでもいいでしょう。

②素材を集める

コラージュに貼りたい素材を集めましょう。どのような写真があったらいいのかを考えて、インターネットからプリントアウトしたり、カタログなどから切り抜いていきます。気に入った言葉などもあれば一緒に切り抜いていきましょう。

③レイアウトする

納得がいくぐらいの素材が集まったら、台紙の上に置いてレイアウトしていきます。全部を貼れなかったら、どれを選ぶのかを考えて貼るもいいですし、台紙を2枚にしてもいいのです。

レイアウトしながら、文字や言葉も考えます。実現した未来のシーンで、声にしている言葉などを入れるとさらにいいでしょう。雑誌やカタログから見つけた、自分の気持ちにぴったりの言葉もレイアウトしていきます。

④素材を貼る

台紙に選んだ素材を貼っていきます。言葉は台紙に書き込むか、書いた紙を貼ってもいいでしょう。

⑤眺める

完成した夢のコラージュを眺めてみましょう。どのような気持ちになりますか？

⑥飾る

毎日見られる場所に、完成したコラージュを飾りましょう。

完成したコラージュを眺めるだけで、毎日の心の状態がよくなります。さらに、瞑想前やあとにコラージュを見ることで、夢の実現を加速させることもできます。

ニューロロジカルレベルの瞑想

アメリカの実践心理学、ＮＬＰ（神経言語プログラミング）の大家であり、世界で活躍するメンタルトレーナーのロバート・ディルツが開発した、ニューロロジカルレベルという、５つの知覚のフィルターを活用し、それをイメージして行なうタイプの瞑想法を紹介します。

ゆっくりと１歩ずつ前に進みながら、各質問の答えをイメージしていくと効果的です。

①夢が実現した未来の環境を想像する

１歩前に踏み出すと、夢が実現した未来にいます。

・そこはどこですか？

・周りには何が見えますか？

・どのような姿の自分が見えるでしょうか？

・誰と一緒ですか？
・どんな音が聴こえるでしょうか？
・誰とどんな会話をしていますか？
・自分の心の声は、何と言っているでしょうか？
・そのときの身体の感じは、どうですか？
・そのときの感覚や感情を十分感じてみることはできますか？

②行動（そこで何をしているのか）

1歩踏み出して、夢が実現したあなたは、どのような行動をとっているでしょうか？

③能力

1歩踏み出して、夢が実現したあなたは、どのような能力を持っているでしょうか？

④信じている考え方

1歩踏み出して、夢が実現したあなたは、どのような考え方や信念を持っているでしょうか?

⑤可能性に満ちた自己概念

1歩踏み出して、夢が実現したあなたは、自分のことをどのようなことができる存在なのだと思っているでしょうか?

⑥ミッション

あなたのこの人生のミッション(使命)は何でしょうか?

ここで、向きを180度変えて、あらためて1歩を踏み出します。

⑦可能性に満ちた自己概念

夢が実現したあなたは、自分はどのようなことができる存在なのだと思っているでしょうか?

1歩踏み出しながらイメージをふくらませよう

**1歩前に踏み出し、夢が実現した未来で
自分に問いかけてみよう！**

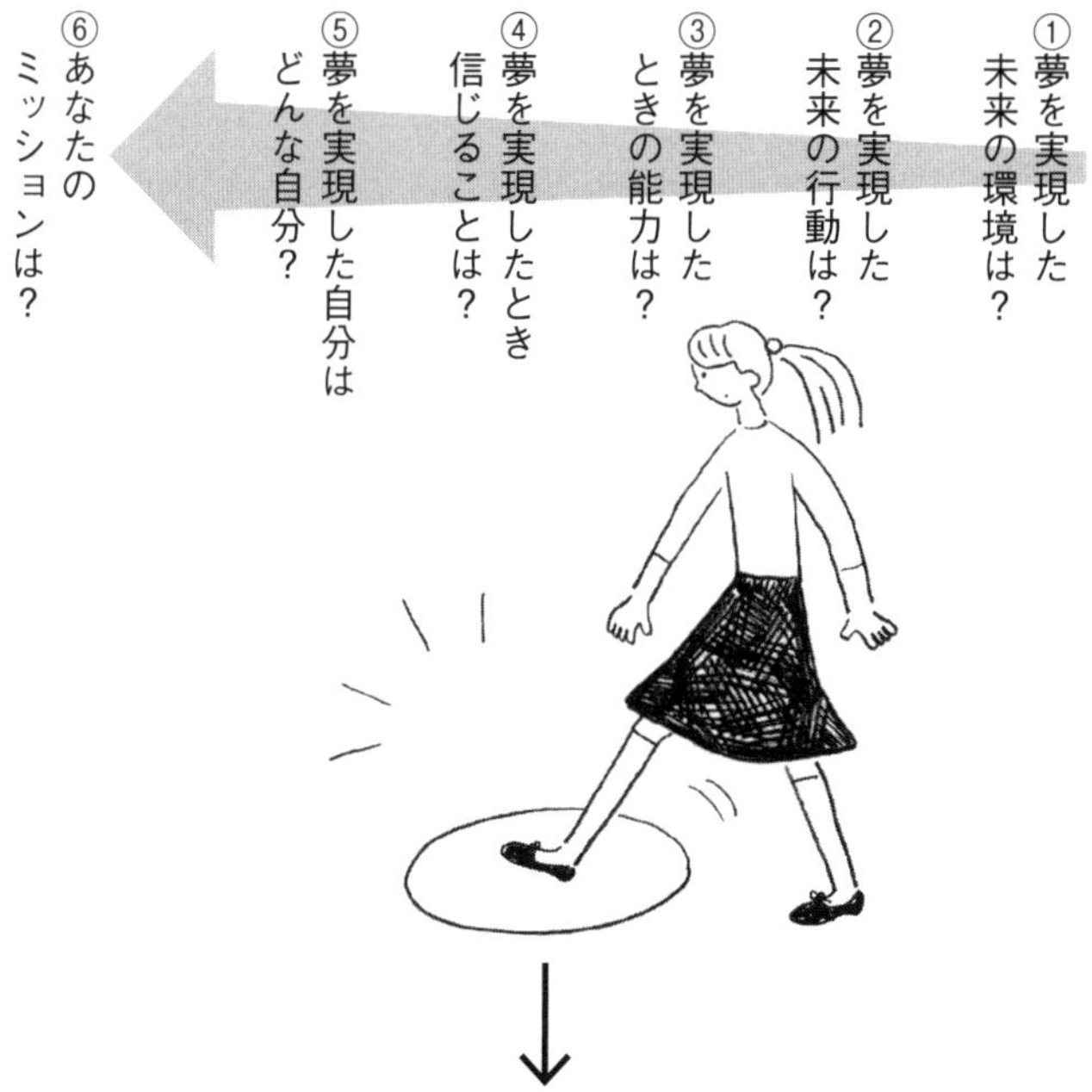
①夢を実現した未来の環境は？
②夢を実現した未来の行動は？
③夢を実現したときの能力は？
④夢を実現したとき信じることは？
⑤夢を実現した自分はどんな自分？
⑥あなたのミッションは？

**1歩踏み出して見えた気づきやヒント、
キーワードをメモしておこう！**

⑧信じている考え方

1歩踏み出して、夢が実現したあなたは、どのような考え方を信じているでしょうか？

⑨能力

1歩踏み出して、夢が実現したあなたは、どのような能力を持っているでしょうか？

⑩行動

1歩踏み出して、夢が実現したあなたは、どのような行動をとっているでしょうか？

⑪未来の環境

1歩踏み出して、夢が実現したあなたは、どのような環境の中にいますか？

⑫今、ここに戻る

ゆっくりと呼吸をしながら、自分のペースで「今、この場所」に戻ってきてください。

どのような光景が見え、どのような気づきやヒントを得られたでしょうか。今見えたものや大切なキーワードなど、自分にとっての気づきをメモしておきましょう。

未来への感謝の瞑想

ここまでに紹介した、夢のリストをつくることや、タイムマシンに乗って夢が実現した未来を見る瞑想、ニューロロジカルレベルのイメージ誘導によって、自分の夢が叶っている未来を具体的にイメージすることができたのではないかと思います。

自分の夢がいつどのような形で実現していくのか、1つひとつの夢が叶えられていく未来をイメージしながら、あたかも今、自分の夢が叶っていくと感じて、未来に感謝していくことで、さらに夢の実現を加速することができます。

「毎日この未来への感謝の時間を持つようにしたことで、本当に夢がどんどん叶うようになりました」と報告してくれる人がいます。

夢が実現したところをイメージすることで、素晴らしい気分を今体験することができるだけでなく、結果のフィーリングを先に感じることで、その夢が叶う確率が高まると言われているのです。


感謝ノートをつくって、毎日未来への感謝日記をつけることも効果がありますし、夢が叶ったことに感謝している自分をイメージしながら瞑想することも効果的です。

やり方は次のような感じです。

・英語の能力がどんどん高まってきて、海外で自分の能力を発揮して活躍できるようになったことに感謝します。ありがとう。ありがとう。ありがとう。
・いつの日か出版したいと思っていた本が、素晴らしいチャンスに恵まれて、夢のように出版が決まりました。読者の喜びの声がどんどん届いてくることに心から感謝します。ありがとう。ありがとう。ありがとう。
・健康が驚くほど回復し、体調が整い、気分がいい時間が増えて、快適な日常生活に戻れたことに心から感謝します。ありがとう。ありがとう。ありがとう。

このように、1つひとつを具体的に、箇条書きに書いていくイメージを持つことが大事です。

私はこの手法を講座や講演でお伝えしていますが、「夢が叶った」という喜びの声が続々と届いています。ぜひ、試してみてください。

PART
6

自分の人生のミッションに気づく「ビジョン・クエスト」という瞑想

ネイティブアメリカンには、
「自分はどのように生きるべきか」を
見つけるために、部族から離れて、
1人で自然の中で自分の人生の真の意味や
目的を見つけ出す儀式があります。
自分なりの使命や志を見つけると、
日々を情熱的に生きることができるだけでなく、
本当の意味で自分の人生を
生きることができるようになります。
このPARTでは、自分の命の使命に気づく
瞑想法を紹介します。

大自然をイメージしながら行なう現代版「ビジョン・クエスト」

かつてネイティブアメリカンが行なっていた「ビジョン・クエスト」は、森林や荒野や砂漠などをめぐる中で、大自然の中に自分にとっての聖なる場所を見つけ、何日間か断食しながら、自然からインスピレーションが得られるまで自分のビジョンを求め続けるというものでした。

現在でも、大自然の中でネイティブアメリカンが体験してきたビジョン・クエストを体験できるツアーなどもあるようですが、ここでは、身近な自然の中で瞑想しながら行なえる現代版ビジョン・クエストを紹介していきます。

これは、ＰＡＲＴ５でも紹介した、ＮＬＰの大家であるロバート・ディルツが開発した「アクティブ・ドリーミング」という手法です。

自然の中で聴こえる音に耳を傾けながら自分に必要なメッセージを受け取ることもできますが、大好きな自然をイメージしながら行なうこともできます。自然が今の自分に必要なメッセージを与えてくれるものですが、次のような形で実践していきます。

①五感で自然を感じる

自然の中に行き、自分が呼ばれていると感じるままに場所を選びます。その場所に行って、何も考えずに五感でその自然を感じていきます。

目に入るものをそのまま見て、耳に入ってくる音を聴いて、においや肌でその自然を感じていきましょう。もしもその場所に行けないのであれば、その場所に行っているところをイメージしながら行なってみてください。

②自然からメッセージを受け取る

自分の中にやってくるメッセージを待ちます。考えは手放して、やってくるものを待ちます。

③受け取ったメッセージを記録する

自分の中にやってきたものをメモします。自然は何を伝えてくれるでしょうか。その自然の中で象徴されているシンボルは何か。その自然と繋がって動きたくなる動きがあれば、自然に身を任せて動いてみます。そこからインスパイアされるものがあるかもしれません。動きながらメッセージを深め、その意味を探っていきます。

④自然になりきる

その自然そのものになりきってみます。その状態で、次の6つのレベルのメッセージについて、自然に問いかけます。

・環境レベルへのメッセージはあるのか？
・行動レベルへのメッセージはあるのか？
・能力レベルへのメッセージはあるのか？
・信念や考え方のレベルへのメッセージはあるのか？
・自己認識レベルへのメッセージはあるのか？
・スピリチュアルやミッションレベルへのメッセージはあるのか？

自然からインスピレーションとして与えられたメッセージを受け取ります。

⑥5か所に行って体験する

①から⑤までの体験を、あと5か所に行って行ないましょう。もしくは、あと5か

現代版「ビジョン・クエスト」の方法

**自然の中で、太陽に向かって、
両手を広げてビジョンを得よう**

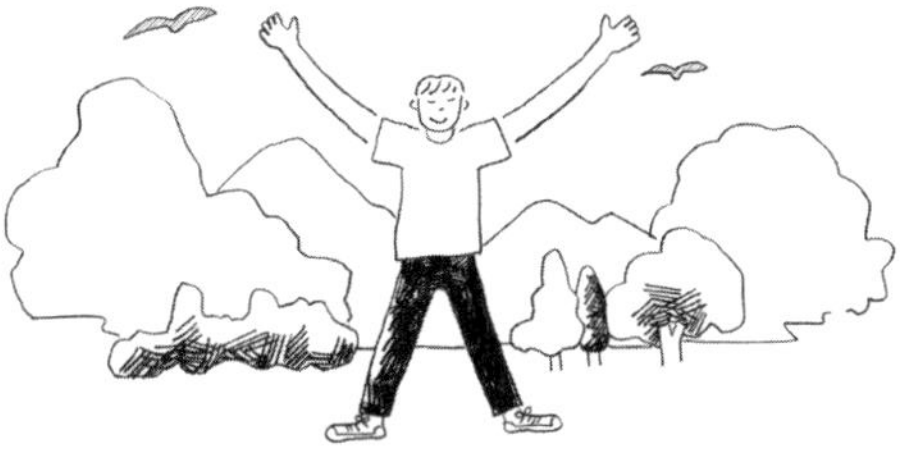

6つのメッセージを自然に問いかけよう
①環境レベルへのメッセージはあるのか？
②行動レベルへのメッセージはあるのか？
③能力レベルへのメッセージはあるのか？
④信念や考え方のレベルへのメッセージはあるのか？
⑤自己認識レベルへのメッセージはあるのか？
⑥スピリチュアルやミッションレベルへの
　メッセージはあるのか？

↓

この体験を、あと5か所に行って行なう

↓

**自然と繋がり、大地から必要なメッセージを
受け取ることができる！**

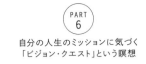

所の自然をイメージしながら行ないましょう。合計6か所の自然から受け取ったメッセージをどのように活かしていくのかと考えてみましょう。

自然と繋がることで、あなたにとって必要なメッセージを受け取ることができるでしょう。

ワクワクの「源」を生きるための瞑想

あなたは自分の人生をワクワクしながら生きていますか？

「ソース（源）」というプログラムには、自分の人生の源を生きるためのヒントがあります。ここでは、ソースで問いかける質問を使って、自分のワクワクの源を探ってみましょう。

瞑想のように静かに目を閉じて、次の質問を1つひとつ問いかけていきましょう。

答えはいくつでもいいので、頭に浮かんでくるままに任せて見つけていきます（ソースでは、現在のことの他に、子どものころに好きだったことを思い出すことも重要とされています。子どものころに好きだったことを思い出し、そのときに感じていたワクワクした気持ちとともに今を生きることができるようにいざなうプログラムです。そのため、次のような形で、あえて過去形でも質問していきます）。


Qあなたが子どものころ、好きだったことは何ですか？

Qあなたが好きなことは何ですか？

Q子どものころ、やっていると楽しくて時間がたつのも忘れてしまったことは何ですか？

Qあなたが楽しいことは何ですか？

Q集中して取り組めたことは何ですか？

Q集中して取り組めることは何ですか？

Qうれしかったことは何ですか？

Qうれしいことは何ですか？

Q自分を誇りに思えたことは何ですか？

紙に好きなことのリストと要素を書き出す

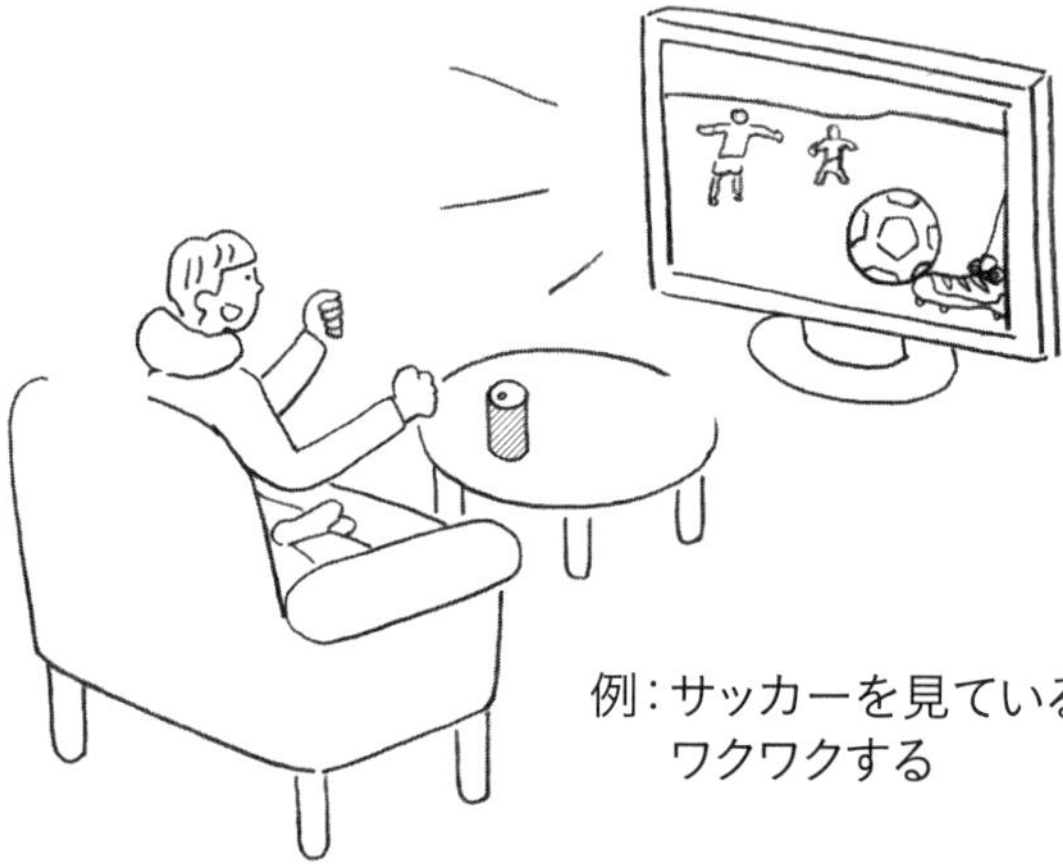

例：サッカーを見ていると
ワクワクする

例：身体を動かすのが
楽しい

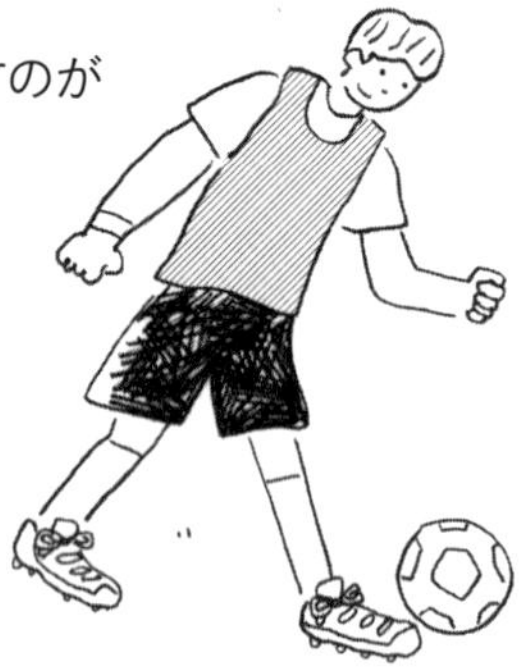

Q自分を誇りに思えることは何ですか?
Q感動したことは何ですか?
Q感動できることは何ですか?

これらの答えの中にある、どのような要素があなたにとって大切ですか? もし、その要素を今の日常の中に活かすとしたら、どのように取り入れて活かすことができますか?

自分にとって必要な要素は何なのかに気づいて、その要素を日常の中に取り入れていくと、日々の生活を満足しながら生きていくことができます。

「人生の棚卸し」をする瞑想

私の恩師である、社会産業教育研究所の所長だった岡野嘉宏先生が、もっとも力を注いでいたライフアドベンチャーセミナーという合宿型のセミナーがありました。その内容は、海の見える会場で、自分に問いかけをしながら、今まで気づいていなかった大切なことに気づいていくというものです。そこで岡野先生が使われていた質問を紹介します。

①今の自分はどんな自分ですか？
②自分のいいところや強みは何ですか？
③自分の弱みや改善したいところは何ですか？
④何でも叶うとしたら何を叶えたいですか？
⑤何でも叶うとしたらどんな自分になりたいですか？
⑥本当に手に入れたいものは何ですか？
⑦その夢を実現することやそんな自分になることは、自分にとってどのような意味や価値がありますか？
⑧それを実現するためにできることは何ですか？
⑨それを実現するためにしてはいけないことは何ですか？
⑩それを実現するための最初の１歩は何ですか？
⑪いつ何をしますか？

⑫そのために今日何をしますか？

この質問を自分自身に問いかけながら瞑想をしていくと、気づきが深まり、自分にとって本当に大切なことがわかるようになります。

人生の谷に「天命」を見つける瞑想

あなたの人生に起こる出来事の山と谷は、あなたに何を伝えようとしてくれているでしょうか？

人生の浮き沈みを1本の線で表していく「ライフライン」という心理学の手法があります。その線を描いてみるとわかるのですが、まっすぐな線の人生の人もいなければ、右肩上がりだけの直線の人もいません。発達心理学の大家である白百合女子大学の名誉教授、田島信元先生も、人の成長や発達は決して直線ではないと言っています。

私たちの人生は誰でも山と谷があります。誰にでも好調な時期もあれば、挫折を感じるときもあるのです。

人生の谷にこそ天命があると教えてくれたのは、私の大切な友人であるメンタル＆コミュニケーションコーチの上村光典さんです。

「あなたの天命の扉は、あなたが最も悩んだことの向こうにある」

この言葉は、上村さんの師匠である、カリスマコーチの小南奈美さんから教えていただいたそうですが、それを私に伝えてくれたのです。

そのとき、私は自分の人生の谷に天命があるのなら、それは何だろうと考えてみました。そうやって考えてみると、どうして谷のように思えることが起こるのかとわかるような気がしてきます。

アメリカの仏教哲学者で社会活動家のジョアンナ・メイシーも、「悲しみや怒りの向こう側に愛（自分がなすべきこと）がある」と言っていますが、この言葉も同じような意味なのではないでしょうか。

ＰＡＲＴ１でも紹介したディーパック・チョプラ先生の著書『富と成功をもたらす７つの法則』（ＫＡＤＯＫＡＷＡ）の中に、苦しいことが起きたときは、次の質問をすることで、問題として表れている出来事に対して、チャンスを見つけていくことができると記しています。

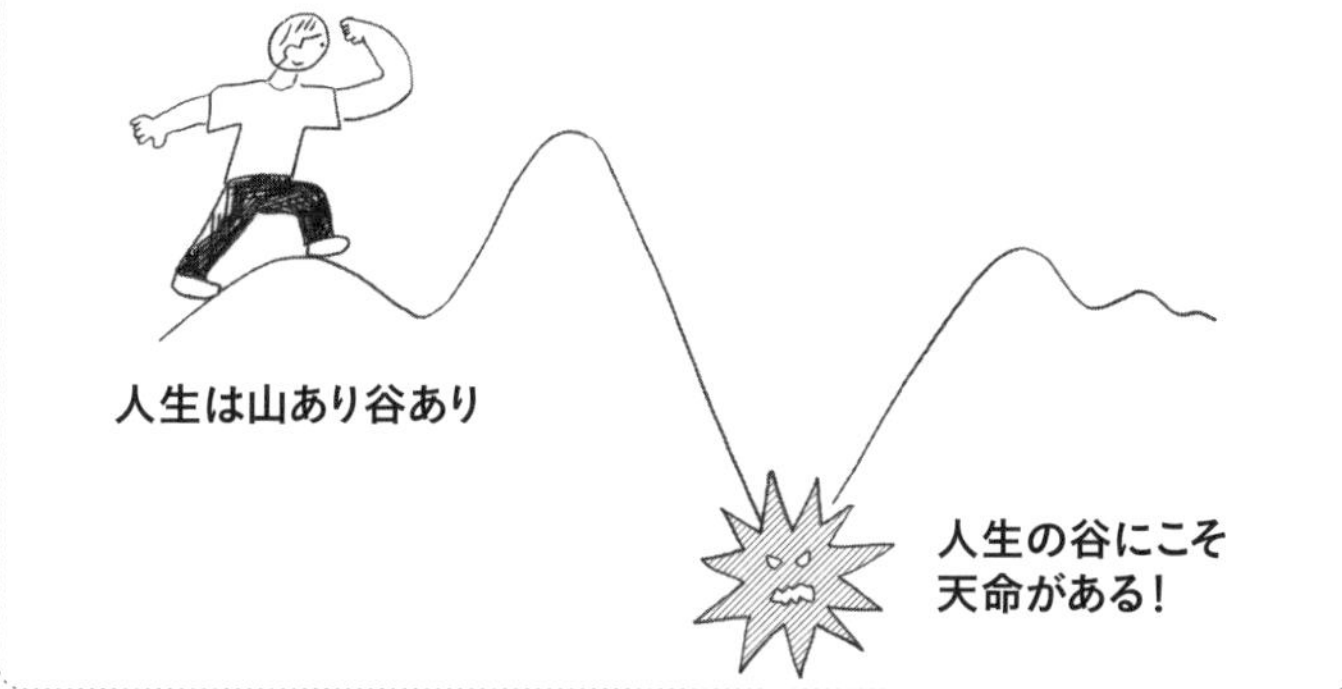
人生を線で表したライフライン（山あり谷あり）
人生は山あり谷あり
人生の谷にこそ
天命がある！

「この経験から何を学ぶことができるだろう？」
「この出来事で宇宙は私にどんなメッセージを与えてくれているのだろう？」
「どうしたらこの経験を人類に役立てることができるだろう？」

もしもあなたが今現在、苦しみの中にいて、それを乗り越えたいと思うのなら、もしくは過去の苦しみの意味を知りたいと思うのなら、この質問を問いかけながら瞑想することが役に立ちます。

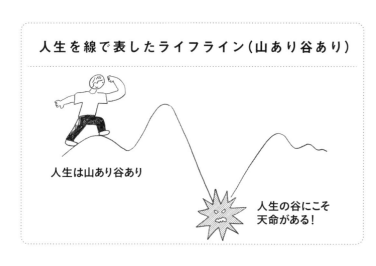

あなたにとって大切な意味が見つかったとき、天命とともに命の意味も見つかるかもしれません。あなたの人生の谷に天命が

あるとしたら、それは何でしょうか？

賢人たちの使っている「質問」瞑想

賢人たちは、なぜ偉業を成し遂げることができたのでしょうか？　それは、大切なことに気づきながら生きていくことができる瞑想をし続けたからではないかと私は思います。

彼らが使っていた質問を使いながら瞑想をすれば、私たちも同じように、人生という命の時間を、意味のあるものにしていくことができると私は考えます。

ＰＡＲＴ１で紹介したフランシス・ヘッセルバインのメンターであり、現代経営学やマネジメントの発明者とも呼ばれている経営学者のピーター・ドラッカーは、著書『非営利組織の経営』（ダイヤモンド社）の中で、自分や自分の組織に対して有益になる問いを紹介しています。この問いは本質を見つけるものでもあるので、瞑想しながら自分の中にその答えを探っていくことにも意味があります。それは、目を閉じて、頭の中で次のような質問をしていくものです。

「自分は何によって憶（覚）えられたいか？」

「如何なる分野で貢献したいのか？」

「自分（たち）の強みは何か？」

「何が必要とされているのか？」

「一番大きなニーズは何か？」

「何を提供することで、どのように満足させたいのか？」


ディーパック・チョプラ博士は、著書『宇宙のパワーと自由にアクセスする方法【実践編】』（フォレスト出版）の中で、質問すると宇宙が答えを与えてくれると言っています。そして、瞑想の前に3つの質問（「自分は何者か？」「自分が本当にほしいものは何か？」「自分の人生の目的は何か？」）をすることを勧めていますが、瞑想前に活用する3つの質問の他にも、効果的な質問を著書の中に紹介しています。

これらの質問を使いながら、その答えを自分の中に深く掘り下げていく作業も、大切な気づきに繋がるでしょう。

「自分が生まれてきた目的は何か？」

「私は何を学び、何を経験するために生まれてきたのか？」

「自分の家族や、社会や、世界に対して、自分はどんな貢献ができるだろう？」

「どうすれば人の役に立てるのか？」

「どうしたら出会う人すべての助けになるのか？」

「どのような独自の才能を発揮するために生まれてきたのか？」

「自分の独自の才能は何？　そして人類への奉仕としてそれらをどのように表現できるだろうか？」

「自分にとって最高の経験や喜びをもたらすものは何だろうか？」

「人間関係の中で、自分はどのような性質を表現したいだろうか？」


これらの問いを自分に投げかけたとき、出てくる答えはそのたびごとに違う内容かもしれません。どのような答えが思いついたとしても、自分の人生をミッションへと向かわせてくれるものになるでしょう。

PART
7

今すぐできる、心を整える「シチュエーション別」瞑想

日常生活の中ではいろいろなことが起こりますが、
そのときどきに応じた瞑想で
心を整えることができれば、最高の結果を
出していくことができるようになります。
ここでは、ベストパフォーマンスを実現する、
3分間で気持ちを切り替える問いかけ式の
瞑想と、後半はイメージをしながら
心を整える瞑想を紹介します。
必要な場面で読みながら瞑想をすると、
気持ちを切り替えることができます。

※このPARTで紹介する☆印の瞑想法は、iTunesで「ストレス、不安、悩みを解消。メンタルトレーナー加藤史子の『人生を整える瞑想の習慣』」として配信されています。ご活用ください。

朝の1分を使って(☆)

1日を充実したものにするために、朝、起きたら1分間の瞑想を行ないましょう。次のように、目を閉じて自分自身に語りかけてみます。

・今日1日をどんな1日にしたい？
・今日という1日に、どのようなうれしい奇跡を起こしたい？
・今日をどんな気分で過ごしたい？
・今日という1日を楽しむために、できることは何？

こう自分に語りかけることで、いつでも望む最高の未来に繋がるための選択をすることができます。

いい1日のスタートを切るイメージが明確に自分の中に湧いてくるでしょう。

仕事をはじめる前

仕事に向かうために家を出てから、通勤電車の車内の中で、そして会社に到着してフロアに入る前……どの段階でもかまいません。目を閉じて、頭の中で次のような言葉を自分に投げかけてみることで、1日の仕事の成果が驚くほど変わります。

・今日、仕事で達成したいことは何？
・今日の仕事を、明日やその先のどのような未来に繋げていきたい？
・今日、出会う人と、どのような関係を築きたい？
・今日、出会う人と最高のゴールがあるとすれば、どのような未来？
・今日、感謝されるとしたら、誰にどのような感謝をされたらうれしい？

この言葉が、今日の仕事を、あなたにとって有意義なものになるきっかけをつくってくれます。

会議の前

とかく無駄な会議が多いと感じている人も多いかもしれません。意味もなく出席して、時間を無駄にしないために、会議が始まる前に、静かな場所で目を閉じて、深呼吸をしながら次のことを自分に語りかけましょう。

・この会議の最高のゴールはどこか？
・この会議に参加する人たちの望んでいることは何か？
・この会議に参加する人たちのやる気が高まるために、何ができるのか？
・この会議の結果が、どのような次の行動に繋がることがベストか？
・それらのために何をしたらいいのか？

これまでの無味乾燥だったと感じていた会議が、あなたの行動で徐々に有意義な場に変わるかもしれません。

営業する前や商談前

まだ仕事に慣れないころは、失敗しないように、うまくいくように、いろいろと考え、準備をしていたと思います。しかし、慣れてくると毎日を惰性的に過ごしている人もいるのではないでしょうか。朝、デスクに座ったら、少しの時間、目を閉じて、次のことを自分に聞いてみましょう。

・これから会う相手が大切にしている価値観は何か?
・相手を満足させるために、何ができるか?
・相手が望んでいる最高の未来はどのような未来か?
・相手と自分の最高のゴールは何か?
・相手と自分の最高のゴールに近づくために何をするのか?

この問いかけが、あなたにとって望む成果をもたらしてくれます。

プレゼンの前

大事なプレゼンの前、「緊張しない」というほうが難しいかもしれません。どうすれば最高のパフォーマンスを発揮し、相手に訴えかける効果のあるプレゼンができるのでしょうか。少しの時間、目を閉じて、次のことを問いかけてみてください。

・相手が聞きたいと思っていることは何か？
・相手に伝えたいことを一言で言うと何か？
・どのように伝えると効果的か？
・相手は何を望んでいるのか？
・相手のために自分ができる最高の貢献は何か？
・どのようなエピソードを語るのか？

この問いかけをするかどうかで、プレゼンの結果は大きく違ってくるでしょう。

お客様のクレームに対応するとき

クレームを受けることは、誰にとっても嫌なものです。ですが、考え方を変えてみることで、そのクレームはあなたの力にもなるのです。

クレームを聞く前に、目を閉じて深呼吸をしてから、一度、次のように自分に問いかけてみてください。

・お客様の望まれていることは何か？
・お客様の期待されていることは何か？
・今、お客様が望まれていることは何か？
・これを機会にお客様がファンになってくださるような対応ができるとしたら、どのような対応ができるのか？

相手の要求に気づいて行動すれば、クレームもファンになっていただくチャンスにすることもできます。

「クレームがきたらチャンス」。瞑想しだいで、そう思えるまでになっていきます。

取引や商談がうまくいかないとき

仕事は相手があってのものです。しかし、相手をコントロールしようとして、うまくいかなくなったとき、パニックになってしまうかもしれません。

そんなときは目を閉じて、次のことを自分に問いかけていきましょう。

・相手の気持ちが置いてきぼりになってない？
・相手が大切にしていることはプライド？　自己顕示欲？
・それらを大切にするにはどうすればいい？
・相手の要望以上のものをどうすれば提供できる？
・相手にとっての最高のゴールはどこ？

「どのように話をすれば、予想を上まわった未来になっていくのだろうか」、これを念頭に置きながら、再度アポイントを取ってみてください。

失敗してしまったとき

仕事にミスはつきものです。それが大きいものであればあるほど、立ち直るまでに時間もかかります。

起きてしまったことは仕方がありません。深呼吸をしながら、次のような問いかけを自分にして、失敗を次に活かしていきましょう。

・リカバリーするためには何ができる？
・次に同じようなことがあったときは、どこをどう変える？
・そのように変えるために、今できることは何？
・この経験から何を学ぶことができる？
・この経験の中にもよかったことを見つけるとしたら、それはどんなこと？

失敗したときこそ、そのときにどう考え、行動するかで、チャンスにしていくことができます。この経験を糧に、あなたはさらに飛躍していくことができるのです。

上司やお客様から叱られたとき

仕事はうまくいくばかりでなく、問題解決が仕事ということも少なくないかもしれません。うまくいかないとき、追い打ちをかけるように上司、お客様に叱られることがあります。理不尽に思えることもあるかもしれません。

そんなとき、一度目を閉じてから、自分に投げかけてほしい質問を紹介します。

・言われた言葉の代わりに、本当は何と言ってほしかった？
・相手の言葉の奥にある期待は何？
・もしここから挽回していくとしたら、何ができる？
・これを成長の糧にするチャンスにするとしたら、どのように活かせる？

相手との関係性はいつでも変えていくことができます。何かが起きたときこそ、自分の言動を振り返り、成長していく機会にできることを瞑想が気づかせてくれます。

イライラしているとき（☆）

自分に余裕がないと、イライラしてしまうことがあります。心がゆっくりしたいというサインです。サインを受け止め、落ち着くために、目を閉じてから次の質問をしてみましょう。

・少しの間リラックスするために、何ができる？
・呼吸を楽に少し深めにすることはできる？
・思い出してみよう。優しい気持ちになれたときのことや、心が静かなときを。
それはどのような場面だった？

例えば、子犬をなでて心がほっこりしたときなど自分にとって優しい気持ちになれた瞬間をイメージすることで、あなたはいつでも穏やかさを取り戻すことができます。
自分の中の愛や優しさを思い出せば、心は平静を取り戻すことができるでしょう。

落ち込んだときや凹んだとき（☆）

ときには落ち込むときもあるでしょう。困難に直面したときは、冷静に深呼吸をして、目を閉じて、自分にこう問いかけてみてください。

・どうすればこの状況を挽回できる？
・自分が期待していたことは何だった？
・本当に望む結果に近づくために、今とは違う何ができるだろう？
・その中でどれを選ぶ？
・それを選ぶと未来はどのように変えていけるだろう？

今、大変な状況でも、１年後に今日のことを思い出してみてください。「あんなこともあったな」と、懐かしく思い出す日はくるのです。今とは違う何ができるのかを見つけて、元気を取り戻していきましょう。

仕事帰り

1日がんばった仕事の帰り道。帰りの電車の車内で、目を閉じながら次のことを意識してみることで、1日を価値あるものに高めることができ、満足感も変わってきます。

・今日のがんばったことや達成したことは？
・今日のよかったことは？
・今日成長したことは？
・今日の自分への最高のねぎらいの言葉は？

小さなことでもいいので、よかったことを3つ見つけてみてください。明日やってみたいこと、未来へ繋げていくための課題も意識してみましょう。

明日を充実させるために、頭の中でイメージしておいてもいいのです。リラックスして身体を休めて、元気を回復していきましょう。今日も1日ありがとう。

仕事から家庭に戻るとき（☆）

仕事と家庭の切り替えをうまく行なうことで、家庭はさらに円満になるでしょう。目を閉じながら深呼吸をして、家であなたの帰りを待っている人をイメージして、次の言葉を自分に問いかけてみてください。

・大切な家族を笑顔にするために何をする？
・大切な家族の笑顔を守るために何をしないと決める？
・家族の求めている父親（母親）とは？
・家族も自分も心地よく過ごすために、家に帰ったら何をしたい？

あなたが幸せに満ちた表情をすれば、それは家族にも伝わります。その結果、笑顔があふれた家庭になっていきます。

眠る前（☆）

1日の締めくくりとして、今日という日を感謝とともに終わらせましょう。ベッドの中で目を閉じて、次のような問いかけをしていきます。充実した明日にも繋がる、自分に対する問いかけです。

・今日よかったことは？
・今日うれしかったことは？
・今日誇らしかったことは？
・誰にどのような感謝をしたい？
・明日をどんな1日にしたい？

幸せになる選択を、あなたはいつでもすることができます。明日こんなことがあったらいいなと思うことを思い描いて、それが叶ったこととして感謝していきましょう。未来がどんどん輝いていくことをイメージしてください。

「どうせ私なんて……」と自己否定的に陥っているとき（☆）

何かの出来事がきっかけで、自分を否定してしまいたくなってしまうことがあるかもしれません。そんなときは目を閉じて、楽に呼吸をしながら、次のような問いかけをしてみましょう。

・あなたの尊敬する人は誰？
・その人のことをイメージしたとき、どの辺りにその人はいる？

その同じ位置に、自分の姿をイメージしてみましょう。しばらくその位置にいる自分の姿を眺めてみてください。

あなたが尊敬すると思う人の、素晴らしい要素を考えてみましょう。優しさ、寛大さ、知性、聡明さ、賢さ、愛情深さ……。その要素は、あなたの中にもあります。自分の中に同じ要素があるからこそ、尊敬する人にもその要素を見つけることができるのです。尊敬する人と同じぐらい、自分のことも尊敬してもいいのです。

お昼休み（☆）

お昼休みは心と身体をリセットできる、とてもいい機会です。仕事のことは忘れて、ゆっくりしてもいいのです。まずは楽に3回深呼吸をしてみましょう。リラックスして、リフレッシュして、充電して、頭も身体も心も休めながら、回復する時間にしていきましょう。

青空にぽっかり浮かんだ白い雲のように、力を抜いてゆっくり風に運ばれているところをイメージすることはできますか？　あるいは風になって自由に飛びまわっているところをイメージしてもいいのです。

ぽかぽかの陽だまりで日向ぼっこするのも気持ちがいいものです。猫が気持ちよく昼寝しているように、リラックスしても大丈夫です。あなたは何にでもなることができます。そして十分にリフレッシュして、気持ちよく午後の仕事をスタートすることができるでしょう。

あなたはあなたの能力をフルに発揮しながら、素晴らしい成果を上げていくことができます。さわやかな気持ちで午後の仕事をスタートすることができます。それでは、ゆっくりと呼吸して、「今、この場所」に戻っていきましょう。

心が疲れたとき（☆）

心が疲れてしまったと感じるときがあります。そんなとき、「ゆっくりしようよ」という、心の合図に耳をすませましょう。ゆっくりと深呼吸をしながら、少しの間、すべてを手放して楽になった感覚を味わいます。

まるで空に浮かぶ白い雲のように、力を抜いて楽にすることはできますか？　リラックスすればするほど、心も身体もどんどん回復することができるでしょう。

ときには身体を休めて、パワーを充電することが大事です。そして、必要なパワーは、いつでも充電することができます。その力があなたの中にあるのを知ることは、うれしいことではないですか?

あなたにはその力があります。ゆっくり休んで充電したら、あなたのペースで「今、ここ」に戻ってきてください。

できない自分に自己嫌悪を感じているとき(☆)

できないことが悔しいと思うとき、同時に「できるようになりたい」という想いがあります。それは、悔しさをバネにする力です。

脳科学では、できない悔しさをバネにして取り組むと、強化学習のメカニズムが働いて成長が加速し、他人よりもうまくなることがわかっています。できないことを克服するために努力した結果、人は成長することができるのです。

「できない自分はダメだな……」と思っているときは、まずは3回、楽に呼吸をしてみましょう。そして、次のようなことをイメージしてみてください。

どうすればできるようになるのかを探求しながら、どのようにできるようになるのかを知ることは、楽しいことではないですか？　あなたはどんどんできるようになるでしょう。

昔、靴ひもが結べなかったことがあったなんて忘れてしまうかのように、できて当たり前になる日がきっと訪れます。それは今日なのか明日なのかわかりませんが、できるようになるプロセスさえも、あなたは楽しむことができるでしょう。

失敗が怖いとき

失敗から得られるものはたくさんあります。次のチャレンジへの課題、どうすればうまくいくのかという気づき、行動に移した自分への誇らしさなどです。

失敗をそのまま終わらせないために、静かな場所で集中しながら、目を閉じて次のことを自分に問いかけてみてください。

・挑戦することで何が得られる？
・失敗から得られるものは何？

・あきらめて挑戦しないのと、失敗を恐れずに挑戦するのはどちらがいい？
・何にでも挑戦できるとしたら、何に挑戦してみたい？

何をもって失敗かを決めるのは自分なので、もしかしたら失敗などないかもしれません。失敗は、何をしたらうまくいかないのかというフィードバックに過ぎません。失敗は成功に至るまでの通過点なのです。あなたの未来は予想を超えて輝いていきます。

起きるのがつらいとき（☆）

朝、起きるのがつらいとき、ベッドの中で一度目を閉じて、あなたの日々の暮らしのささやかな楽しみを思い出しましょう。小さなことでもかまいません。トーストを焼くにおい、いれたてのコーヒーの香り、美味しいみそ汁の香り、あなたが好きな朝の香りは何でしょうか？

・朝見るのが楽しみな、お気に入りのテレビ番組は何ですか？
・その番組に出てくるお気に入りの人は誰ですか？
・五感を通して体感できる朝の感覚で好きなものは、どのようなものですか？
・今日1日の中で、楽しい時間はどのような時間ですか？
・今日、喜ぶような出来事が起こるとしたら、それはどんな出来事でしょうか？

見えない応援団が、あなたのそばで今日もあなたを応援しています。その応援団の声を想像してみてください。世界があなたを待っています。

どうしても起きられないとき（☆）

それでも起きるのがつらいというとき、あなたの身体の中にどのような感覚があるのか、目を閉じ、深呼吸をしながらボディチェックをしてみましょう。

自分の身体の内側に意識を向けて、最初に感じるのはどのような感覚ですか？　それはどの場所に感じるのか、どのような感覚なのか、違和感なのか、凝りなのか、だるさなのか、重さなのか、熱さや冷たさなのか、しびれなのか、痛みなのか、つまっている感じなのか、かゆみなのか……どのような感覚でしょうか？　しばらくそこに注意を向けてください。

そして聞いてみましょう。「どうしてそこにその感覚をつくっているの？」と。すぐに返事が返ってこなくても大丈夫です。ゆっくりと反応を待ってあげてください。もっといえば、答えがなくても大丈夫です。それに、答えは言語ではなくて直観としてやってくるかもしれません。言語化される前の感覚としてやってくるかもしれません。

症状が何を伝えようとしているのかに耳を傾けましょう。症状は、あなたにとってよかれという肯定的なメッセージを持っています。そのメッセージは何なのか、やってきた答えは否定せずに、どのようなことでもすべて受け取ります。

起きられないということが、あなたに伝えようとしている肯定的なメッセージは何でしょうか？　その肯定的な意図を満たす別の方法を考えてみませんか？

もしも起きられないことで、何かの目的を達成しているのなら、起きられないこと以外の方法で、その目的を達成する方法には何があるでしょうか？

アイデアをどんどん出しながら、自分にとって納得のいく方法を見つけていくことができるでしょう。そのアイデアの中から、いくつかを選ぶとしたら、どんな方法がいいですか？

選んだ方法を行動に移していくと、未来はどのように変わっていきますか？　あなたには望む未来に向かって進んでいく力があります。

エネルギーを自分の望む未来のために使ってもいいのです。ときめくような未来のために、今日は何をしたいですか？

それではゆっくりと呼吸をし、すっきりと目覚めて起き上がってみましょう。

会社に行きたくないとき（☆）

会社に行きたくないと思うとき、ゆっくりとした呼吸を意識しながらリラックスすると、気持ちを切り替えることができます。そして、次のことをイメージしてみてください。

今日取り組む仕事の１つひとつが、あなたにとっての最高の未来に繋がるとしたら、それはどのような未来でしょうか？　どんなに小さなことでもかまいません。思いつくだけの価値を見つけていきましょう。

もしかしたら、今日仕事で出会う人が、将来自分の望む未来へのキーパーソンになるかもしれません。今日資料をつくる中で考えたことが、未来への大きな扉を開く鍵になるかもしれません。

今日という1日の中に、自分にとっての価値をどのように見つけていけるでしょうか。あなたは仕事の中に、自分にとっての意味や価値を見つけながら、どんどん望む未来へと進んでいけます。そのことに気づくことは、うれしいことではないですか？

小さな違和感、そしてストレスにさえも、あなたにとって大切な気づきや前に進むためのヒントを見つけながら、毎日を喜びとともに楽しく過ごすことができるでしょう。今日どのように成長したいですか？

理不尽な要求をされたとき（☆）

理不尽なことを言われることがあります。乱された心を落ち着けるために、鏡のように美しい湖面をイメージしましょう。あなたは冷静に最善の対応ができるのです。

要求してくる相手が、大切にしているものは何なのかを想像してみましょう。それはプライドでしょうか。自己顕示欲でしょうか。力を誇示したい欲求でしょうか。いずれにせよ相手には、何かしらの満たしたい欲求があります。要求してくる相手が満足するように、どうすればその欲求を満たしていくことができるでしょうか？

力の欲求を満たす最善の方法の１つは、感謝をすることです。相手にどのような感謝を見つけることができるでしょうか。その感謝を、相手が喜ぶように、どのような言葉で伝えることができますか？　相手の心の中にあるボトルを満たせるような言葉や行動を見つけていきましょう。理不尽な要求は、心のボトルが枯渇しているサインです。

要求を上まわる対応ができれば、相手に気に入られる変化をもたらす結果も起こり得ます。この瞬間を価値あるものに変える知恵を、あなたは持っているのです。

寂しいときや孤独を感じているとき（☆）

寂しい気持ちや、孤独な気分を、そのまま迎え入れることはできますか？　どのような感情も、迎え入れたときにはじめて変化します。その感情を優しく迎え入れましょう。

まずは目を閉じて、ゆっくりと呼吸をしながら、寂しいと感じている自分を許してあげましょう。寂しささえも、意味があるから感じているのです。寂しさを感じている自分の気持ちを抱きしめてみましょう。あなたは大切な存在です。あなたは愛されるに値する存在なのです。

大きなスタジアムの観客席いっぱいに、あなたを応援する人たちがいるところを想像してみてください。彼らはいつもあなたのそばにいます。その声援を、頭の中で聴くことはできますか。応援団に支えられる感触を感じてみてください。それだけたくさんの人に支えられている、そのフィーリングを感じてみましょう。

あなたは1人ではありません。いつでも守られ、愛され、応援されています。そのことに気づくことは、うれしいことではないですか？　何も心配しなくて大丈夫、安心していいのです。あなたを必要とする人が、あなたの笑顔を待っています。

人の目や評価が怖いとき（☆）

まずは大きく呼吸をしてみましょう。

あなたは今、守られた安全な空間の中にいることをイメージします。心が痛くなるような言葉など聞こえてくることはない、安全な場所です。

さらに呼吸を深くしていきましょう。あなたの家族が、ありのままのあなたを認めてほめてくれているところを想像してください。

そのままのあなたで周りから面倒を見てもらうに値する存在なので、ありのままのあなたで十分なのです。人に気を遣うことも手放してもいいのです。相手があなたを大切に気遣ってくれるでしょう。あなたはどんなときも、自信を持ってあなたらしくいることができます。

それではゆっくりと呼吸をして、準備ができたら、「今、この場所」に戻ってきてください。

人と会うのが怖いとき（☆）

「人と会うことが怖い」「なるべくなら1人で静かにしていたい」。そういうときでも、誰かと会わねばならないときがあります。そんなときに試してほしい瞑想です。

今、あなたは安心できる場所にいると想像してください。あなたは守られています。ゆっくりと呼吸をしましょう。そして安全に、いつでも自分を守ることができるように、自分の周りにバリアがあることをイメージします。それは何色で、どのような形でしょうか？　音も遮断してくれるので、聞きたくないことは何も聞こえません。どこに行ってもついてきてくれるので、完全に守られながら安心して日常の生活を送ることができます。常にバリアに保護されて、守られ続けています。あなたは安全です。

誰かに会う前にはいつもバリアがあることを確認することで、どんな言葉からも守ってくれます。安全だと感じる場所では、バリアをいつでも外すことができます。心から「安全だ」と思えるようになるまで、見えないバリアはあなたを守り続けてくれます。あなたは常に守られているということを意識して行動してみてください。

落ち込んでいるとき（☆）

うまくいかないとき、落ち込むのは仕方のないことです。そんなときは、呼吸に意識を向けていきましょう。息を大きめに吸い込みながら、吐く息とともに、苦しみやネガティブな感情を身体の外にすべて出すイメージで、3回大きく呼吸をします。呼吸を深くすればするほど、身体も心も少しずつ楽になっていくかもしれません。

逆風を受けて、鳥が高く飛ぶことができるように、あなたもこの経験を活かしながら、もっともっと高く飛ぶことができるのです。あなたにはその力があります。次に同じような場面があったら、どこをどのように変えてみたいですか？　そのように変えていくために、今できることは何ですか？　この出来事の中にもよかったことがあるとすれば、どのようなよかったことを見つけられるでしょうか？

人は成長することができます。しっかり落ち込める人は、そこから前に進むことができる人です。何かが起きるたび、自分の課題を見つけながらあなたは成長していけます。

最後に、ゆっくりとあなたのペースで「今、この場所」に戻ってきてください。

情緒不安定でイライラしているとき

心地いい呼吸の深さやペースを見つけていきましょう。

そしてこう自分に問いかけましょう。「今、自分の中にある『イライラ』を迎え入れることはできますか?」「しばらくの間、そのイライラを手放すことはできますか?」

答えは、「はい」でも「いいえ」でもかまいません。どちらを答えたとしても、同じ効果があります。正直な自分の気持ちを答えてもいいのです。そして、「その感情を手放しますか?」「いつその感情を手放しますか?」と自分に問いかけます。

今、心の中にどのような感情があるでしょうか? どのような感情であっても大丈夫です。「その感情をそのまま迎え入れることはできますか?」「しばらくの間、その感情を手放すことはできますか?」「その感情を手放しますか?」「いつ手放しますか?」。

これらの問いかけを、自分の気持ちが落ち着いたと思うまで続けましょう。徐々に感情が解放されていきます。今感じている感情が何かを探りながら、その感情を迎え入れ、しばらくの間その感情を手放し、いつ手放すのかと問いかけることを繰り返してみてください。どのような感情も、一度迎え入れると、変化させることができます。

怒りが収まらないとき(☆)

怒りはあなたのパワーを示しているともいえます。怒りたくなるぐらいのことがあったとき、それは正当な怒りとして感じる必要があるのです。怒りの奥には、どのような気持ちがあるでしょうか? 目を閉じて、ゆっくりと深呼吸をしながら、怒りの奥にある気持ちを見つけていきましょう。

残念な気持ちだったのか、期待していただけにショックだったのか、不安だったのか、心配だったのか……怒りの前の気持ちを大切にしてください。怒りの前の期待や気持ちに気づいたとき、怒りはあなたに必要なメッセージを伝えてくれるでしょう。

ゆっくりと呼吸をしながら、怒りの奥の気持ちに気づいていきましょう。あなたの知性が、この場面でどうすることがもっとも未来の幸せに繋がっていくのかを知っています。冷静さを取り戻しながら、あなたが本当に望む未来に近づいていくことができます。

あなたは幸せになるために、この経験を活かしていくことができます。

それでは、ゆっくりと呼吸をし、自分のペースで「今、この場所」に戻ってきてください。

将来への漠然とした不安を感じているとき（☆）

将来に対する漠然とした不安を抱えてしまうときは、心地いいペースで呼吸をしながら、身体の力を抜いて楽にしていきましょう。不安を抱いている自分を優しく抱きしめるイメージを持てるでしょうか。そして、その場で小さく右足と左足を交互に動かしながら、足踏みをすることはできますか？　足を交互に動かしながら、1歩1歩前に踏み出して、必要なところにたどり着くことができます。自然と身体を動かして、自分の望む未来へと進んでいくことができます。

世の中は移り変わっていきますが、あなたはその変化を肌で感じながら必要な行動をとり、望む未来へと進んでいくことができます。どの道を進んでも、すべては幸せな未来へと繋がっています。

あなたの中にある羅針盤が、幸せな未来へと導いてくれます。身体の力を抜いて、安心して「今、このとき」を楽しみながら、前に進んでいくことができます。それではゆっくりと呼吸をしながら、準備ができたら「今、この場所」に戻ってきましょう。

「私ばっかりなぜこんなめに遭うの？」と思うとき（☆）

ときにはついてないことが連続してしまうこともあります。「自分ばかりがなぜこんなめに遭うの？」と思うときもあるかもしれません。そんなときには自分をねぎらい、励ます瞑想があります。この文章を読んだり、音声を聴いたりしながら、リラックスして心の元気を回復していきましょう。

心の中にある悔しさ、やるせなさ、苦しさ、辛さ……どんなフィーリングもそのまま受け止めて、自分をねぎらってあげましょう。「そんなに大変なところを、よくがんばっているね」と、優しい言葉をかけてあげてください。

あなたは大切な存在です。不当な扱いを受けたときは、怒ったり、苦しくなったりして当然なのです。あなたは何も悪くありません。今、あなたは苦しみから解放されて楽になってもいいのです。次の質問を投げかけて、どんどん心が軽くなっていく感じを味わってください。

・もしもこの出来事をチャンスに変えるとしたら、どのようなチャンスに変えることができる？
・どんな自分にでもなれるとしたら、どんな自分になりたい？
・どんな自分にでもなれるとしたら、この機会をどのような自分になるためのチャンスにしていく？

なりたい自分になる力は、あなたの中にすでにあります。悔しさは力になります。あなた自身の原動力にしていきましょう。これをきっかけに、本当に望んでいるなりたい自分に生まれ変わってもいいのです。

理想の自分を思い描いてみましょう。理想の自分ならこんなとき、どのように考えて、何を行動するのでしょうか？

大切なことに気づくための機会になったとしたら、なりたい自分へ変化するチャンスになったとしたら、この出来事へ感謝するときがくるのかもしれません。感謝できる日が来るのは、今日なのか、明日なのか、1週間後なのか。いずれにしても早い時期にそのときは来るはずです。変化への鍵も、幸せな未来への鍵も、今、あなたの手の中にあります。

それではゆっくりと呼吸をして、「今、この場所」に戻ってきてください。

予期しないトラブルに見舞われて苦しみの中にいるとき（☆）

自分ではどうしようもないトラブルに遭ってしまったら、まずはじっくりと、今感じている気持ちを受け止めていきましょう。大変な状況の中で持ちこたえている自分をいたわり、ねぎらいましょう。

あなたの心を楽にする言葉があったら、気がすむまでその言葉を自分にかけてあげましょう。楽に呼吸をしながら4つの言葉「ありがとう」「ごめんなさい」「許してください」「愛しています」を唱えるのもいいでしょう。

少し落ち着いてきたら、次の質問を自分に対して聞いてみてください。

・この経験から最幸な未来に展開できるとしたら、どのような展開だろう？
・この経験から本当に大切なモノに気づけたとしたら、それは何だろう？
・この経験から何を学ぶことができるだろう？
・どうしたらこの経験を人類の役に立てることができるだろう？

答えは出てこなくても大丈夫です。あなたは徐々に落ち着きを取り戻し、幸せな未来をつくり上げていくことができます。

私たちの日常には、日々さまざまな出来事が起きて、感情を揺さぶられることがあります。でも、瞑想によって、心は少しずつ落ち着きを取り戻すことができます。

どのような場面で、どの瞑想を使うと心が楽になるのか、自分自身を取り戻すことができるのか、自分自身で確かめながら、ときにはアレンジしながら、自分に効果のある方法を見つけて活用していってください。

付録

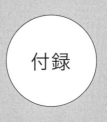

音声で聴く瞑想

音声を聴きながら行なうと効果が高い瞑想法があります。

この本の最後に、そのシナリオを紹介します。

音声はYouTube（加藤史子のこころ元気レシピ）で配信しているのでご活用ください。

深い気づきと癒しをもたらす「フラワーメディテーション」

この瞑想は、私がTA（交流分析）という心理学を学んでいたときに、恩師である岡野嘉宏先生から教えていただきました。花と自分を同化することによって必要な癒しの感覚が得られる瞑想です。

あなたの目の前に、一輪の花が咲いているとイメージしてみてください。それは何色で、どのような花でしょうか？

あなたの目の前にある花は、今、精一杯咲いています。

その花も、前の年に同じように咲いていた花の種から成長してきたのです。

それは、花の種として地上に落ちて、やがて木枯らしが吹いて枯葉が舞い、その種の上に積もり、そのうちにみぞれが降り、ときには真っ白な雪が積もり、そしてやがてまた暖かな春がやってきて雪が解け、地上にも暖かなぬくもりが訪れて、種も芽を出し、冷たい風の吹く中で成長し、そのうち暑い太陽の下でさらに強く育ち、ときには大雨や強い風に吹かれてもしっかりと大地に根を張り、生きてきました。
そして、今、あなたの前で精一杯花を咲かせているのです。

①目の前にある花を自分だと思う

今、あなたの目の前にある花を、あなた自身だと思ってみてください。あなたが、この世に生まれてきたとき、周りの人たちはどんなに喜んだことでしょう。

・幼いころ、あなたはどんな体験をしてきたでしょうか？
・少年少女時代はどうでしたか？
・社会に出てこれまでどんなことを経験してきましたか？

②これまでに自分が一番成長したときのことを思い出す

今あなたの目の前で精一杯咲いている花のように、あなたも精一杯咲いていますか？　これまでの経験の中で、あなたがもっとも成長したという経験はどのようなときでしたか。

・今、あなたが感謝するとしたら、誰に感謝しますか

・そしてどんなことを言いますか？
・心の中でその言葉を言ってみてください

③目の前の花に言葉をかける

・今、目の前の花があなただとしたら、あなたはその花に何と言いますか？
・さらに何と言ってあげますか？

どうぞ言葉で花に向かってゆっくりと語りかけてください。
語りかけが終わったら、目を閉じて今の経験を味わってください。

私が教わったときは、花を用意して一輪ずつ選び、自分が選んだ花を手に持って、その花を見ながらこのナレーションを聴いて瞑想したところ、私自身も深い気づきと癒しを体験しました。
実際に花を持つことができない場合は、目の前に花があることをイメージして行なうことができます。

フラワーメディテーション

①目の前にある花を自分だと思う

・この世に生まれてきたとき、
　周りの人たちはどんなに喜んだだろうか
・幼いころ、どんな体験をしてきただろうか
・少年少女時代はどうだったろうか
・社会に出てこれまでどんなことを経験してきただろうか

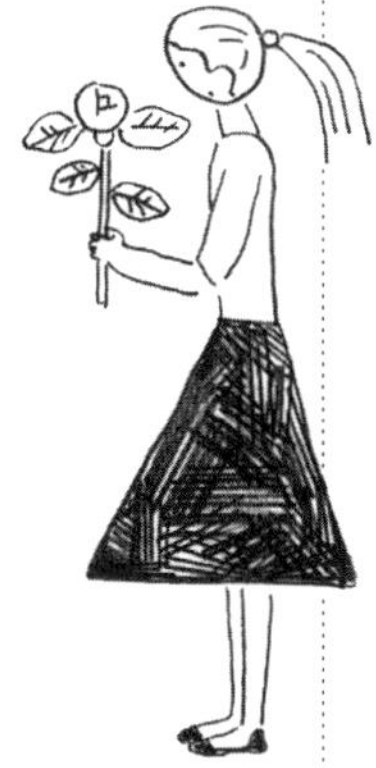

②これまでに自分が一番成長したときのことを思い出す

・今、感謝するとしたら、誰に感謝したいか
・そしてどんなことを言いたいか
・心の中でその言葉を言う

③目の前の花に言葉をかける

・その花に何と言う？　何と語りかける？
・語りかけが終わったら、目を閉じて今の経験を味わう

↓

深い気づきと癒しを体験することができる

安心して眠れるシナリオ

ここで紹介するシナリオは、私がつくりました。個人セッションやTwitterに動画を上げると、「気持ちよく眠れるようになりました」という声が多くあったものです。このシナリオは、YouTubeの音源を活用して聴きながら行なうと効果があります。


呼吸を深くするたびに、身体は楽になっていくでしょう。

考えることは手放してもいいのです。

肩の力を抜いて、身体が楽をしたいままに、リラックスしてもいいのです。

あなたは今、安心した感覚に包まれています。

それはフワフワの毛布に包まれているような、そんなホッとした感覚なのかもしれません。

安心したやすらぎの感覚を今、感じてもいいのです。

あなたの無意識は知っています。

穏やかな状態のまま、ただ安心してそこにいてもいいのだということを。

そのことに気づくのは、今日なのか、明日なのか、今日と明日の境界線のことなのか、いずれにしても近い将来あなたは気づくことができるでしょう。

気がついたら、どんなときでも安心していられる自分に気づくことができるのは、うれしいことではないですか？　心から安心できる場所で安全な人たちに囲まれて暮らしていけます。

自分を大切にしてもいいのだということ。

自分を安全な場所で守ってもいいのだということ。

あなたを守られているのだということ。

そのままのあなたでいいのだということを、あなたの無意識は知っています。

あなたの無意識はすでに気づきはじめています。

毎日を楽しく過ごしてもいいということを。自分を癒して、リフレッシュして、パワーを充電して、また元気を回復できるということを。

その方法やヒントさえも、無意識があなたに届けてくれるでしょう。

自分が安心できる方法やヒントは、あなたが求めたときに、あなたに必要なものとして手に入れることができるのです。

あなたは喜びの中で毎日を過ごしていいのです。

十分に安心して、自分のやりたいことをやりながら時間を過ごすことができるのです。

あなたはただ安心して待っていれば、すべてはうまくいくようにことは運んでいくからです。

まるで浮き輪に身を任せてプールにでも浮かんでいるように。

まるでふわふわの雲の上に寝転んで風に運ばれていくように。

宇宙を信頼してあなたはあなたのままで、ただ身体の力を抜いて浮かんでいればいいのです。

すべてがうまくいくということを、あなたの無意識は知っています。

うまくいく方法は、すでにあなたの中にあるのです。

そのことに気づくことは、素敵なことではないですか。

答えはいつでもあなたの中にあるのだから、安心して自分を信じていいのです。

明日の朝目覚めたとき、あなたは穏やかな日の光の中で安らぎとともに目を覚ますでしょう。

完全に回復し、リフレッシュして、パワーがあふれている感覚を味わうことができるでしょう。

幸せとともに1日ははじまり、笑顔でいる自分に気づくことができます。

それでは、ゆっくりと呼吸をしながら、明日の朝まで心地よい眠りをどうぞ。

予想を上まわる未来を手に入れる瞑想

ここで紹介する瞑想は、音声をただ聴きながすだけの瞑想です。聴いているだけで、自分の内面の力を十分に発揮でき、予想を上まわる結果を手に入れていく可能性が高まるものです。

静かな部屋で、誰にも邪魔されない時間と空間を確保して行なうと効果的です。

それでは自分の内側に意識を向けていきましょう。自分の呼吸に意識を向けます。

呼吸を楽にしながら、自分の今の呼吸を感じてみます。

呼吸を意識すればするほど、リラックスしていくのを感じるかもしれません。吐く息とともに、身体の力を抜いて、顔の力も抜いて、頭の力も抜くことはできるでしょうか？

考えることは手放して、意識は漂いはじめてもいいのです。

身体を楽にして、身をゆだねるように力を抜いてリラックスすることはできるでしょうか。

これからいくつかの質問をしていきますが、ただ聴いているだけで大丈夫です。質問に答えようとしなくてもいいのです。

答えが浮かんできたとしてもそれをどうこう考える必要もありません。

ただただあるがままでそこにいればいいのです。あなたは力を抜きながら考えることさえも手放して、あなたの無意識を信用していればいいのです。

あなたの独自の才能があるのだとしたら、それは何でしょうか？

どうすればあなたは誰かの役に立ち、助けることができるでしょうか？

何をすることで自分自身を誇りに思うことができるでしょうか？


あなたは無限の可能性そのものです。

あなたが本当に叶えたいことは何なのでしょう？


あなたは可能性というエネルギーであり、可能性そのものなのです。

これまで生物が進化する中で、人類が進化する中で得られた情報や知恵も叡智もあなたの細胞のＤＮＡに刻まれているのです。あなたの中に宇宙の英知があります。あなたは自分の中にある宇宙という無限の可能性があることを知りながら、いつでもそれらの情報とアクセスすることができるのです。あなたはただそのことを思い出すだけでいいのです。

あなたは何にでもなれます。あなたはどのような望みも叶えていくことができます。

瞑想して得られる静寂の中で、あらゆる可能性と繋がることができます。

いいとか悪いとか、正しいとか間違っているとか、判断さえも手放して、ただ観察すればいいのです。

物事をコントロールする必要はありません。コントロールしようという欲求を手放して、幸せの種をまけばいいのです。それは選択に対して意識的になるということです。

今、自分がしようとしている選択は自分や自分のまわりの人たちにとって幸せをもたらすのかどうか？

この選択をすることで未来がどのようになっていくのか？

それは自分にとって心地いい選択なのか？

それとも苦しみをもたらす選択なのか？

すべての答えはあなたの中にあるのです。

少しの間、考えることは手放して、直感という宇宙の英知に耳を傾けることも大切なことなのかもしれません。

苦しいことが起きたときには、「この経験から何を学ぶことができるだろうか?」と自分に問いかけながら、その体験さえも学びへと変えていくことができるでしょう。

問題とはチャンスが姿を変えた形であること、日常の中に起こる問題は、より大きな利益を生み出すためのチャンスの種なのだと気づいていくかもしれません。

その経験を人類にとって役立つことへと変えながら、人生の目的さえも見つけていくことができるのです。

あなたにはその力があります。

あなたにはその力があります。

そのことに気づきながら、人生のすべての領域で可能性への扉が開いていくことに気づいていくことは、うれしいことではないですか?


あなたのまいた幸せへの種は、どんどん成長していきます。

無限の可能性にオープンであり続けるとき、すべてを楽しみ、冒険と魔法と人生の神秘を体験することができるでしょう。

あなたが望むことには、意図という理由があって、その意図はあなたやあなたの周りの人たちを幸せにすることだと気づいていきます。

結果に対する執着は手放して、結果がどうなるのかを知らなくても、一瞬一瞬を楽しみながら、予想をさらに上まわる結果を手にしていくことができるということを知るでしょう。

あなたにとって本当に必要なことに、あなたの時間とエネルギーを使うことができるようになります。

与えたものと同じ質のものが返ってくる宇宙の法則にしたがって、あなたは自分が受け取りたいものを与え、受け取ることによって豊かさを循環していくことができるということに気づいていくでしょう。

鳥のさえずりや太陽の光など、自然が与えてくれたものを喜んで受け取ることができます。

あなたがほしいと思っている言葉も、愛情も、思いやりも、感謝も、金銭的な豊かさも、命が与えてくれたものすべてを喜んで受け取ることができます。

そのことを知ることはうれしいことではないですか?

恐れや不安はすべて手放して、満たされた愛の感覚に包まれながら、幸せとはこういうものなのかと知ることができるでしょう。

あなたは愛されています。

あなたは守られています。

あなたの命は祝福されています。

あなたは出会う人すべてを幸せにすることができます。また出会う人すべてから幸せを受け取ることもできます。

あなたは人生を楽しみながら、独自の才能を開花させながら、さらに予想を上まわりながら、あなたの人生はますます充実し、楽しいものになっていくでしょう。

あなたはすべての可能性の種を持っています。

あなたが本当に望む夢ならば、その夢を実現する可能性を秘めています。

あなたは、望む結果を実現する力を持っています。あなたの経験や困難を乗り越えてきたすべての行動は、あなたのより大きな目的を支えるために役立っています。

花が美しく咲くように、すべては繋がり統合されていきます。

あなたは、あなたの目的に向かって順調に進んでいます。

これからもどんどん成長し、発展し続けます。

そして、さらにさらに進化していきます。

それを支えてくれるものは、すでにあなたの中にあるからです。


あなたはどのような方法で、自分の予想を上まわり、より大きな可能性を開花し、勇気を奮って、あなた自身にチャレンジできるのでしょうか?

あなたは、自分で気づいているかどうかわかりませんが、すばらしい可能性とパワーをすでに持っているのです。

その可能性と選択肢を開拓しながら、これからはこれが可能なのだとあなたは気づいていきます。

あなたの未来は、どのように豊かになっていくのでしょうか?

あなたの未来は、さらにどのように幸せになっていくのでしょうか?

あなたはどのように自分の望む未来を現実のものにしていくのでしょうか?

それでは、ゆっくりと呼吸をしながら、「今、この場所」に戻ってきてください。

おわりに

最後までお読みいただき、ありがとうございました。あなたの日常を、今までよりも幸せなものにしてくれる瞑想の力を感じることはできたでしょうか?

人生は長い旅のようなものです。ときにはさまざまなトラブルだって起こることがあります。舵をきることさえ忘れて、ただただ流されてしまうこともあるかもしれません。

そんなときには、ぜひ本書で紹介した瞑想法を思い出して、実践してみてください。少しずつ心のバランスを取り戻していくことができることを願っています。

人生にどのようなことが起きようとも、その経験を豊かなものに変えていくヒントが瞑想の中にはたくさんあります。

自分の人生の行き先を決める羅針盤は、自分の中にしかありません。瞑想をすることで、羅針盤の指し示す方向に気づくことができるようになります。あなたが希望とともにこの人生をより深く豊かさとともに進んでいけますように。

末筆となりましたが、本書を生み出すきっかけをくださり、読者のみなさまのもとに届けてくださいました、日本実業出版社のみなさまに心から感謝しています。そして、このようなチャンスをいただきましたリーブルテックの種田心吾さんにも心から感謝しています。

心が苦しくてどうしようもなかったときに、心理学によって助けてくださった、社会産業教育研究所の岡野嘉宏先生に心から感謝しています。

質問によって効果的に気持ちを変えられることや、言葉によって安心感を得られる手法を教えてくださったＮＬＰトレーナーの鈴木信市先生にも感謝しています。

さまざまな気づきを与えてくれる子どもたちやパートナーに感謝しています。

最後に、この本を読んでくださったあなたに、心からありがとう！

２０１８年９月　安曇野にて

加藤　史子

加藤史子（かとう ふみこ）

メンタルトレーナー。米国NLP協会認定トレーナー。企業研修講師。筑波大学卒。千葉大学大学院学校教育臨床課程修了。自分の心が傷つきやすく、生きていくことに息苦しさを感じていたが、会社員時代に心理学と出合い、自分の心がなぜすぐに苦しくなるのかという謎が解ける。その後、世界中の心理学のメソッドを研究しながら自分自身に試していくと、「瞑想」が効果的な手法であることに気づく。「瞑想」を日常生活の中で簡単にできる手法をもとに、同じように悩む人たちに伝えたいという思いから講演、講座、ワークショップ、執筆活動を行なう。現在、ミキハウスや船井総合研究所、フジテレビなどで企業研修講師を務める。また、プロスポーツ選手、企業管理職、教員、子ども、親向けなど、さまざまな場面での「瞑想」を取り入れた集中力の高め方、ストレスへの具体的なアプローチの方法も伝えている。『こころが晴れて元気になる　ごきげんメソッド66』（水王舎）、『ストレスをすっきり消し去る71の技術』（東洋経済新報社）、『子育てのイライラがスーっと消える　魔法の絵本』（学研）、『あがっても大丈夫! 3秒であがり症を克服する技術』（ごきげんビジネス出版）など著書多数。

■加藤史子公式HP
http://www.kokoro-genki.net/
■加藤史子YouTubeチャンネル
「加藤史子のこころ元気レシピ」
■iTunes「ストレス、不安、悩みを解消。メンタルトレーナー加藤史子の『人生を整える瞑想の習慣』」

人生《じんせい》を整《ととの》える「瞑想《めいそう》」の習慣《しゅうかん》

2018年10月20日　初版発行

著　者　加藤史子

発行者　吉田啓二

発行所　株式会社日本実業出版社　東京都新宿区市谷本村町3-29　〒162-0845
大阪市北区西天満6-8-1　〒530-0047
編集部 ☎03-3268-5651
営業部 ☎03-3268-5161　振　替　00170-1-25349
https://www.njg.co.jp/

印刷／堀内印刷　製本／共栄社

この本の内容についてのお問合せは、書面かFAX（03-3268-0832）にてお願い致します。
落丁・乱丁本は、送料小社負担にて、お取り替え致します。

ISBN 978-4-534-05635-1　Printed in JAPAN